AF122593

LOS VIRUS MÁS PELIGROSOS Y PANDEMIAS

Descubre Cuales son los Virus y Pandemias que más han Afectado a la Humanidad

WILFRID MITCHELL

© Copyright 2022 – Wilfrid Mitchell - Todos los derechos reservados.

Este documento está orientado a proporcionar información exacta y confiable con respecto al tema tratado. La publicación se vende con la idea de que el editor no tiene la obligación de prestar servicios oficialmente autorizados o de otro modo calificados. Si es necesario un consejo legal o profesional, se debe consultar con un individuo practicado en la profesión.

- Tomado de una Declaración de Principios que fue aceptada y aprobada por unanimidad por un Comité del Colegio de Abogados de Estados Unidos y un Comité de Editores y Asociaciones.

De ninguna manera es legal reproducir, duplicar o transmitir cualquier parte de este documento en forma electrónica o impresa.

La grabación de esta publicación está estrictamente prohibida y no se permite el almacenamiento de este documento a menos que cuente con el permiso por escrito del editor. Todos los derechos reservados.

La información provista en este documento es considerada veraz y coherente, en el sentido de que cualquier responsabilidad, en términos de falta de atención o de otro tipo, por el uso o abuso de cualquier política, proceso o dirección contenida en el mismo, es responsabilidad absoluta y exclusiva del lector receptor. Bajo ninguna circunstancia se responsabilizará legalmente al editor por cualquier reparación, daño o pérdida monetaria como consecuencia de la información contenida en este documento, ya sea directa o indirectamente.

Los autores respectivos poseen todos los derechos de autor que no pertenecen al editor.

La información contenida en este documento se ofrece únicamente con fines informativos, y es universal como tal. La presentación de la información se realiza sin contrato y sin ningún tipo de garantía endosada.

El uso de marcas comerciales en este documento carece de consentimiento, y la publicación de la marca comercial no tiene ni el permiso ni el respaldo del propietario de la misma.

Todas las marcas comerciales dentro de este libro se usan solo para fines de aclaración y pertenecen a sus propietarios, quienes no están relacionados con este documento.

Índice

Introducción vii

1. Virus 1
2. Virus de Marburgo 15
3. Ébola 25
4. Rabia 33
5. VIH 41
6. Viruela 65
7. Hantavirus 81
8. Influenza 93
9. Dengue 101
10. Zika 109
11. Fiebre amarilla 121
12. Virus Bourbon 131
13. Rotavirus 139
14. SARS y SARS CoV 2 147
15. Vacunas 159

Conclusión 165

Referencias 167

Introducción

Los humanos han estado luchando contra los virus mucho antes de que nuestra especie haya evolucionado a su forma moderna. Para algunas enfermedades virales, las vacunas y los medicamentos antivirales nos han permitido evitar que las infecciones se propaguen ampliamente y han ayudado a las personas enfermas a recuperarse. Para una enfermedad, la viruela, se ha logrado una erradicación, librando al mundo de nuevos casos.

Sin embargo, todavía estamos muy lejos de vencer a los virus.

Varios virus han saltado de animales a humanos en las últimas décadas, causando grandes brotes y matando a miles de personas. La cepa viral que provocó el brote de ébola de 2014 a 2016 en África occidental mata hasta el 90 % de las personas a las que infecta, lo que la convierte en el miembro más letal de la familia del ébola.

Pero existen otros virus que son igualmente mortales, y algunos que son aún más mortales.

Algunos virus, incluido el coronavirus que ha provocado brotes y detención total de actividades en todo el mundo, tienen tasas de mortalidad más bajas, pero aún representan una grave amenaza para la salud pública, ya que aún se tienen los medios para combatirlos.

En este libro comenzaremos por entender lo que es un virus, su funcionamiento y, en general, lo que hablar de un virus significa. Una vez entendido esto, a lo largo de las siguientes páginas revisaremos el origen de diferentes virus peligrosos, los medios de transmisión y los principales síntomas, además de otros datos importantes, para finalizar hablando sobre vacunas y algunos mitos que les rodean.

Los virus que estamos por conocer son virus que cuentan con una alta probabilidad de que una persona muera si se llega a infectar con alguno de ellos, que han tomado la vida de una gran cantidad de personas o que representan una amenaza creciente.

1

Virus

LOS VIRUS SON PARÁSITOS MICROSCÓPICOS, generalmente mucho más pequeños que las bacterias. Carecen de la capacidad de prosperar y reproducirse fuera del cuerpo de su huésped, por lo que su función principal es entregar su genoma de ADN o ARN en la célula huésped para que la célula huésped pueda expresar (transcribir y traducir) el genoma.

Es así que, primero, los virus necesitan acceder al interior del cuerpo de un huésped. Las vías respiratorias y las heridas abiertas pueden actuar como puertas de entrada para los virus. A veces, los insectos proporcionan el modo de entrada.

Ciertos virus viajarán en la saliva de un insecto y entrarán en el cuerpo del huésped después de que el insecto pique, estos virus pueden replicarse dentro de las células del insecto y del huésped, asegurando una transición suave de una a otra. Ejemplos de esto incluyen los virus que causan la fiebre amarilla y el dengue.

Luego, los virus se adhieren a las superficies de las células huésped. Lo hacen reconociendo y uniéndose a los receptores de la superficie celular, como dos piezas entrelazadas de un rompecabezas. Muchos virus diferentes pueden unirse al mismo receptor y un solo virus puede unirse a diferentes receptores de la superficie celular. Si bien los virus los usan para su beneficio, los receptores de la superficie celular en realidad están diseñados para servir a la célula.

Después de que un virus se une a la superficie de la célula huésped, puede comenzar a moverse a través de la cubierta exterior o membrana de la célula huésped. Hay muchos modos diferentes de entrada: el VIH, un virus con envoltura, se fusiona con la membrana y es empujado a través de ella. Otro virus envuelto, el virus de la influenza, es engullido por la célula. Algunos virus sin envoltura, como el virus de la poliomielitis, crean un canal de entrada poroso y atraviesan la membrana.

Una vez dentro, los virus liberan sus genomas y también interrumpen o secuestran varias partes de la maquinaria celular.

. . .

Los genomas virales dirigen a las células huésped para que finalmente produzcan proteínas virales (muchas veces deteniendo la síntesis de cualquier ARN y proteína que la célula huésped pueda usar).

En última instancia, los virus apilan la baraja a su favor, tanto dentro de la célula huésped como dentro del propio huésped al crear las condiciones que les permiten propagarse.

Por ejemplo, cuando se sufre de resfriado común, un estornudo emite 20.000 gotitas que contienen partículas de rinovirus o coronavirus. Tocar o inhalar esas gotas es todo lo que se necesita para que se propague un resfriado.

Los eventos generalizados de enfermedad y muerte a través de diversos virus sin duda han reforzado para éstos una mala reputación. Si bien algunos son ciertamente enemigos astutos para los científicos y profesionales médicos, otros de su tipo han sido fundamentales como herramientas de investigación; para promover la comprensión de los procesos celulares básicos, como la mecánica de la síntesis de proteínas y de los virus mismos.

Por ejemplo, sabemos que, con un diámetro de 220 nanómetros, el virus del sarampión es unas 8 veces más pequeño que la bacteria E. coli a 45 nm, el virus de la hepatitis es unas 40 veces más pequeño que el E.coli.

. . .

Para tener una idea de lo pequeño que es esto, podríamos pensar en el virus de la poliomielitis, de 30 nm de ancho, que es unas 10,000 veces más pequeño que un grano de sal. Tales diferencias de tamaño entre virus y bacterias proporcionaron la primera pista crítica de la existencia de los primeros.

Hacia finales del siglo XIX estaba bien establecida la noción de que los microorganismos, especialmente las bacterias, podían causar enfermedades.

Sin embargo, los investigadores que estudiaban una enfermedad preocupante en la planta del tabaco, la enfermedad del mosaico del tabaco, no sabían cuál era su causa.

En un artículo de investigación de 1886 titulado *"Sobre la enfermedad del mosaico del tabaco"*, Adolf Mayer, un químico e investigador agrícola alemán, publicó los resultados de sus extensos experimentos. En particular, Mayer encontró que cuando trituró las hojas infectadas e inyectó el jugo nocivo en las venas de las hojas sanas de tabaco, resultó en el moteado amarillento y la decoloración característicos de la enfermedad.

Mayer supuso correctamente que lo que fuera que estaba causando la enfermedad del mosaico del tabaco estaba en el jugo de las hojas. Sin embargo, los resultados más concretos lo eludieron. Mayer estaba seguro de que lo que fuera que estaba causando la enfermedad era de origen bacteriano, pero no pudo aislar el agente causante de la enfermedad ni identificarlo bajo un microscopio. Tampoco pudo recrear la enfermedad inyectando plantas sanas con una variedad de bacterias conocidas.

En 1892, un estudiante ruso llamado Dmitri Ivanovsky esencialmente repitió los experimentos con jugos de Mayer, pero con un pequeño giro. Según un artículo de 1972 publicado en la revista *Bacteriological Reviews*, Ivanovsky pasó el jugo de las hojas infectadas a través de un filtro Chamberland, un filtro lo suficientemente fino como para capturar bacterias y otros microorganismos conocidos.

A pesar del tamizado, el filtrado líquido permaneció infeccioso, lo que sugería que se había encontrado una nueva pieza del rompecabezas: lo que fuera que estaba causando la enfermedad era lo suficientemente pequeño como para pasar a través del filtro.

Sin embargo, Ivanovsky también concluyó que la causa de la enfermedad del mosaico del tabaco era una bacteria, lo que sugiere que el filtrado "contenía bacterias o una toxina soluble". No fue hasta 1898 cuando se reconoció la presencia del virus.

. . .

El científico holandés Martinus Beijerinck, mientras confirmaba los resultados de Ivanovsky, sugirió que la causa de la enfermedad del mosaico del tabaco no era una bacteria sino un "virus líquido vivo", refiriéndose a él con el término ahora obsoleto, "virus filtrable".

Los experimentos de Ivanovsky, Beijerinck y otros que siguieron solo apuntaron a la existencia de un virus. Pasarían algunas décadas más antes de que alguien realmente viera un virus. Según un artículo de 2009 publicado en la revista *Clinical Microbiology Reviews*, una vez que los científicos alemanes Ernst Ruska y Max Knoll desarrollaron el microscopio electrónico en 1931, el primer virus pudo visualizarse con la nueva tecnología de alta resolución. Estas primeras imágenes tomadas por Ruska y sus colegas en 1939 eran del virus del mosaico del tabaco.

Así, el descubrimiento de los virus cerró el círculo.

Los virus se tambalean en los límites de lo que se considera vida. Por un lado, contienen los elementos clave que componen todos los organismos vivos: los ácidos nucleicos, el ADN o el ARN (un virus determinado solo puede tener uno u otro). Por otro lado, los virus carecen de la capacidad de leer y actuar de forma independiente sobre la información contenida en estos ácidos nucleicos.

. . .

Un virus mínimo es un parásito que requiere replicación (hacer más copias de sí mismo) en una célula huésped, así que no puede reproducirse fuera del huésped porque carece de la complicada maquinaria que posee una célula. La maquinaria celular del huésped permite que los virus produzcan ARN a partir de su ADN (un proceso llamado transcripción) y construyan proteínas basadas en las instrucciones codificadas en su ARN (un proceso llamado traducción).

Cuando un virus está completamente ensamblado y es capaz de infectar, se lo conoce como virión. La estructura de un virión simple consta de un núcleo interno de ácido nucleico rodeado por una cubierta externa de proteínas conocida como cápside.

Las cápsides protegen los ácidos nucleicos virales de ser masticados y destruidos por enzimas especiales de la célula huésped llamadas nucleasas. Algunos virus tienen una segunda capa protectora conocida como envoltura. Esta capa generalmente se deriva de la membrana celular de un huésped; pequeños fragmentos robados que se modifican y reutilizan para que los use el virus.

Así, el virus generalmente se compone de esta capa protectora de proteínas. Las cápsides varían en forma, desde simples formas helicoidales hasta estructuras más complicadas con colas. La cápside protege el genoma viral del entorno externo y desempeña un papel en el reconocimiento del receptor, lo que permite que el virus se una a las células y huéspedes susceptibles.

A veces, la cápside también está contenida dentro de una envoltura de fosfolípidos derivada de las membranas de las células huésped que ha infectado. Las proteínas virales codificadas llamadas proyecciones de pico generalmente se encuentran dentro de esta envoltura. Por lo general, son glicoproteínas y también ayudan al virus a moverse hacia las células objetivo a través del reconocimiento del receptor. Un ejemplo bien conocido es el virus de la influenza A, que expresa las glicoproteínas neuraminidasa y hemaglutinina en su superficie.

El ADN o ARN que se encuentra en el núcleo del virus puede ser monocatenario o bicatenario. Constituye el genoma o la suma total de la información genética de un virus. Los genomas virales son generalmente de tamaño pequeño y codifican solo proteínas esenciales, como proteínas de la cápside, enzimas y proteínas necesarias para la replicación dentro de una célula huésped.

Los diferentes tipos de virus tienen diferentes formas, siendo los dos principales bastones (o filamentos), donde las subunidades de proteínas nucleicas están dispuestas de forma lineal y esférica, formando polígonos icosaédricos.

. . .

La mayoría de los virus de plantas y muchos virus bacterianos son pequeños filamentos o polígonos. Los bacteriófagos, que son más grandes, más complejos y tienen ADN de doble cadena, son una combinación de formas de varilla y esfera. El conocido bacteriófago T4 tiene una cabeza poligonal donde está contenido el ADN y una cola en forma de varilla formada por largas fibras.

Cuando los investigadores descubrieron los virus por primera vez y se dieron cuenta de que parecían comportarse de manera similar a las bacterias, generalmente se los consideró biológicamente "vivos". Sin embargo, esto cambió en la década de 1930 cuando se demostró que los viriones carecían de los mecanismos necesarios para la función metabólica.

Como ya lo vimos, una vez que los científicos determinaron que los virus consisten simplemente en ADN o ARN contenido dentro de una capa de proteína, generalmente se los consideró mecanismos bioquímicos en lugar de organismos vivos.

Los virus no tienen los mecanismos necesarios para sobrevivir de forma independiente y buscan células huésped vegetales, animales o bacterianas donde pueden usar la maquinaria de esas células para replicarse. El virus ingresa a los huéspedes por transmisión horizontal o vertical, en su mayoría horizontal. Los ejemplos de transmisión horizontal incluyen los siguientes:

- Transmisión por contacto directo: Esto se refiere a la transmisión por contacto físico entre un sujeto infectado y no infectado a través de besos, mordeduras o relaciones sexuales, por ejemplo.
- Transmisión indirecta: aquí, el virus se transmite a través del contacto con objetos o materiales contaminados, como equipos médicos o utensilios para comer compartidos.
- Transmisión por vehículo común: este modo de transmisión se refiere a cuando las personas contraen el virus de los suministros de alimentos y agua que están contaminados con heces. Esto a menudo causa enfermedades epidémicas.
- La transmisión aérea se refiere a la infección respiratoria que ocurre cuando se inhala el virus.

Una vez que un virus ha accedido a su huésped, reconoce y se une a un receptor específico en la superficie de una célula objetivo. Un ejemplo bien estudiado es la interacción que se produce entre el receptor CCR5 de los linfocitos T humanos y la proteína gp41 presente en la superficie del virus de la inmunodeficiencia humana (VIH).

Una vez que un virus ha infectado una célula huésped, puede replicarse dentro de esa célula miles de veces. En lugar de dividirse y reproducirse como lo hacen las células, los virus pasan por un proceso llamado ciclo lítico.

Primero, el virus replica su ADN y sus cubiertas proteicas, que luego se ensamblan en nuevas partículas de virus. Esto hace que la célula huésped estalle o se "lise", razón por la cual se llama así al ciclo. Las nuevas partículas de virus que se liberan una vez que la célula ha estallado luego infectan las células huésped circundantes.

El proceso puede durar desde doce horas, como en el caso del norovirus, hasta varios días, como en el caso del virus del Ébola. Algunos virus complejos llamados fagos unen su ADN al de su célula huésped o depositan pequeños fragmentos de su ADN en el citoplasma. Cuando la célula se divide, el ADN viral se copia en las células hijas. Este ciclo, que se denomina ciclo lisogénico, es menos frecuente que el ciclo lítico.

La comprensión de las relaciones entre los virus comenzó con la observación de similitudes en tamaño y forma, si los virus contenían ADN o ARN, y en qué forma. Con mejores métodos para secuenciar y comparar genomas virales, y con la constante afluencia de nuevos datos científicos, lo que sabemos sobre los virus y sus historias se perfecciona constantemente.

. . .

Hasta 1992, se daba por sentada la idea de que los virus eran mucho más pequeños que las bacterias, con genomas diminutos. Ese año, los científicos descubrieron una estructura similar a una bacteria dentro de algunas amebas en una torre de enfriamiento de agua, según Wessner. Resulta que lo que descubrieron no fue una especie bacteriana, sino un virus muy grande, al que llamaron Mimivirus.

El virus tiene un tamaño aproximado de 750 nm y también puede tener las mismas propiedades de tinción que las bacterias grampositivas. A esto le siguió el descubrimiento de otros virus grandes como el Mamavirus y el Megavirus.

No se sabe cómo evolucionaron estos grandes virus, pueden ser células degeneradas, que se han convertido en parásitos de otras células (los mimivirus infectan a la ameba), o pueden ser virus más típicos que siguen adquiriendo genes adicionales del huésped.

Los mimivirus requieren la maquinaria celular de un huésped para producir proteínas, al igual que otros virus más pequeños. Sin embargo, su genoma todavía contiene muchos restos de genes asociados con el proceso de traducción. Es posible que los Mimivirus alguna vez hayan sido células independientes. O simplemente podrían haber adquirido y acumulado algunos genes del huésped.

. . .

Tales descubrimientos plantean nuevas preguntas y abren nuevas vías de investigación. En el futuro, estos estudios pueden brindar respuestas a preguntas fundamentales sobre los orígenes de los virus, cómo alcanzaron su estado parasitario actual y si los virus deben incluirse en el árbol de la vida.

2

Virus de Marburgo

El virus de Marburgo es un patógeno mortal que causa la enfermedad de Marburgo, una fiebre hemorrágica viral grave, llamada así por la ciudad de Alemania, donde se produjo el primer brote en el año de 1967. El virus ha tenido varios brotes en todo el mundo desde entonces, con mucha investigación enfocada en su estructura y método de transmisión debido a su naturaleza inusual.

El virus de Marburgo forma parte de la familia Filoviridae, junto con otra enfermedad zoonótica: el ébola. Aunque se trata de una sola especie, los diferentes linajes del virus difieren entre sí hasta en un 21 % a nivel de nucleótidos.

Comparado con otras especies virales, el virus de Marburgo es bastante lento para mutar y no tiene una variación comparativamente grande entre las cepas. La razón detrás de esto no se conoce bien, pero es de interés para los investigadores que se centran en patógenos de evolución más rápida como el VIH.

El virus de Marburgo tiene una forma inusual. Cuenta con una forma pleomórfica, lo que significa que puede tener varias formas diferentes, como varillas o anillos, torcidos o seis, o con estructuras ramificadas.

La investigación ha indicado que alrededor del 30% de las partículas virales son filamentosas, el 37% tienen forma de seis y el 33% son redondas. Esto ha entrado en desacuerdo con otra investigación, que encontró que todas las partículas del virus Marburgo tenían 80 nanómetros de diámetro (en comparación con la media de 91 nm del otro estudio), pero que variaban mucho en longitud.

La membrana de las partículas del virus de Marburgo se deriva del huésped y está recubierta con púas hechas de glicoproteína viral. Estos ayudan en el acoplamiento, la unión del receptor y la fusión. Las glicoproteínas se encuentran entre las proteínas más grandes de las partículas virales del virus.

En el núcleo de la partícula viral se encuentra el complejo de ribonucleoproteína, también llamado nucleocápside, que está formado por el genoma de ARN viral y sus proteínas de nucleocápside asociadas. Las nucleocápsidas son estructuras tubulares que permanecen estrechamente asociadas con el genoma de ARN y le dan su forma helicoidal.

. . .

El virus de Marburgo es una enfermedad zoonótica, lo que significa que persiste en una población animal y luego se transmite a los humanos.

Las personas infectadas con el virus de Marburgo por exposición a un animal infectado lo transmitirán a otros humanos.

La naturaleza zoonótica del virus refiere a que existen ciertos límites hipotéticos en los que pueden ocurrir brotes fuera del laboratorio. Su área ecológica, donde tiene hospedantes adecuados, se encuentran en ciertas áreas del este y centro-sur de África donde el clima es seco y abierto.

Por ejemplo, se descubrió que el brote en Angola se había predicho ecológicamente, pero fue la primera vez que no se pudo rastrear hasta el este de África. El brote alemán original provino de monos importados.

La transmisión de persona a persona se produce a través del contacto directo de fluidos corporales, como la saliva, el sudor, las heces y la leche materna. Las investigaciones muestran que el virus se ha encontrado en las lágrimas y el semen, además del hígado, incluso semanas o meses después de que aparecen los síntomas.

. . .

Sin embargo, la investigación sugiere que la transmisión del virus de Marburgo de un ser humano infectado es generalmente poco probable, excepto cuando está en contacto cercano sin equipo de protección, como durante el tratamiento sin enfermería de barrera o ciertas prácticas de entierro.

Los humanos generalmente se infectan con esta enfermedad después de una exposición prolongada a minas o cuevas donde viven colonias de murciélagos Rousettus. Estos murciélagos son huéspedes naturales del virus de Marburgo.

El virus de Marburgo se transmite de persona a persona a través del contacto directo con la sangre, los órganos, las secreciones u otros fluidos corporales de una persona infectada. Los materiales y las superficies (como la ropa o la ropa de cama) pueden contener fluidos infectados y tocarlos también puede propagar el virus.

Los trabajadores de la salud a menudo se infectan después de tratar a personas con casos confirmados o sospechosos de este virus. Esto sucede cuando las instalaciones no siguen las medidas de seguridad para el control de infecciones después de que un miembro del personal entra en contacto cercano con una persona infectada.

. . .

La transmisión también puede deberse a herramientas de inyección contaminadas o lesiones por pinchazos de agujas. Estos casos generalmente causan una enfermedad más intensa, un deterioro rápido de la salud y quizás una tasa de mortalidad más alta.

Además, las ceremonias de entierro que involucran contacto directo con el cuerpo de alguien que tuvo MVD también podrían conducir a la transmisión. Los expertos aún lo consideran infeccioso si su sangre contiene el virus.

El estudio del ciclo de replicación del virus de Marburgo se realiza por etapas, donde se utilizan versiones del virus que carecen de ciertos elementos para evitar que se vuelvan peligrosos. Si bien esto ofrece información sobre la entrada, la replicación y la gemación, carecen de las características morfológicas y la composición proteica de las partículas virales de Marburgo reales.

En general, la entrada del virus de Marburgo en las células infectadas consiste en unión, endocitosis y fusión. Tanto la unión como la fusión están mediadas por la glicoproteína del virus de Marburgo, donde se une a diferentes tipos de lectinas de tipo C o proteína quinasa receptora de TAM. El método por el cual ocurre la endocitosis no se comprende bien, pero podría ocurrir de manera similar al virus del ébola, con el que está relacionado.

. . .

La transcripción y la replicación del genoma del ARN viral ocurren después de que la nucleocápside se libera en la célula infectada. Las proteínas de la nucleocápsida transcriben y encapsulan siete ARNm monocistrónicos.

Las nuevas nucleocápsidas se reclutan posteriormente en los sitios donde se produce la gemación del virus. Las glicoproteínas se reclutan en los sitios de gemación, donde VP40 induce la formación y liberación de partículas similares a virus filamentosos.

El periodo de incubación, que se refiere al tiempo que transcurre desde la infección hasta que se notan los primeros síntomas, puede ser de 2 a 21 días. Estos síntomas suelen comenzar de forma abrupta y generalmente son fiebre alta, dolores de cabeza severos, malestar intenso o sensación general de enfermedad, dolores y dolores musculares dentro del panorama general inicial.

Síntomas más específicos son diarrea acuosa intensa (generalmente al tercer día, que dura hasta una semana después de que aparecen los síntomas), dolor y calambres abdominales (generalmente al tercer día después de que se presenten los síntomas), náuseas y vómitos (generalmente al tercer día después de que se presenten los síntomas), rasgos fantasmales (ojos hundidos, cara inexpresiva) y fatiga severa.

. . .

En los brotes de 1967, apareció una erupción sin picazón entre 2 y 7 días después de los primeros síntomas. Es probable que también se desarrolle un sangrado intenso entre 5 y 7 días desde el inicio de los síntomas, que puede aparecer en el vómito o heces, o por la nariz, las encías o la vagina.

Durante el periodo más intenso de la enfermedad, es posible que se tenga fiebre alta que provoque confusión, agresión e irritabilidad. La orquitis, que es la inflamación de uno o ambos testículos, a menudo ocurre al final de la enfermedad (alrededor de 15 días después de los primeros síntomas).

En los casos fatales, la gran pérdida de sangre y el shock suelen provocar la muerte alrededor de 8 a 9 días después de que aparecen los primeros síntomas.

Aproximadamente la mitad de las personas que contraen este virus mueren, pero esto ha variado en brotes anteriores según la cepa del virus y qué tan bien los expertos manejan la enfermedad.

Es fácil confundir la enfermedad por el virus de Marburgo con otras enfermedades como la fiebre tifoidea, la malaria, la shigelosis, la meningitis y otras fiebres que provocan hemorragias.

. . .

Los médicos confirman el virus analizando los fluidos corporales.

Los métodos para detectar la enfermedad son el ensayo inmunoabsorbente ligado a enzimas de captura de anticuerpos (ELISA), pruebas de detección de captura de antígenos, pruebas de seroneutralización, ensayos de reacción en cadena de la polimerasa con transcriptasa inversa (RT-PCR), microscopio de electrones y aislamiento del virus por un cultivo celular.

Al momento no hay vacunas ni tratamientos antivirales aprobados para la enfermedad que este virus provoca. Aunque es similar al ébola, la vacuna contra el ébola no funcionaría contra el virus de Marburgo. Pero la atención de apoyo a menudo aumenta la supervivencia. Esto incluye la rehidratación con líquidos orales o intravenosos y el tratamiento de síntomas específicos.

Hay tratamientos en estudio. Los expertos continúan desarrollando anticuerpos monoclonales, proteínas hechas por humanos que ayudan a que el sistema inmunológico funcione mejor. También están investigando medicamentos antivirales como favipiravir y remdesivir, que los médicos usaron en estudios clínicos para el ébola, para ver si podrían ayudar con el tratamiento del virus de Marburgo.

. . .

En 2020, la Agencia Europea de Medicamentos (EMA) aprobó las vacunas Mvabea y Zabdeno para su uso contra el ébola.

Estas vacunas posiblemente podrían proteger a las personas contra el virus de Marburgo, pero los expertos deben realizar más ensayos clínicos para estar seguros.

3

Ébola

La enfermedad por el virus del Ébola (EVE), anteriormente conocida como fiebre hemorrágica del Ébola, es una enfermedad infecciosa grave causada por el virus del Ébola del Zaire. El Ébola recibe su nombre del río Ébola, que está cerca de uno de los pueblos de la República Democrática del Congo donde apareció la enfermedad por primera vez.

Este agente viral se considera un patógeno prototipo de la fiebre hemorrágica viral con altas tasas de mortalidad en humanos. Sin tratamiento, entre el 70-90% de las personas infectadas morirán. Se desconoce el reservorio natural del virus del Ébola, aunque los murciélagos, los puercoespines y los primates no humanos son los reservorios más probables.

Las infecciones por el virus del Ébola se caracterizan por la supresión inmunitaria y una respuesta inflamatoria grave que daña los sistemas vasculares, de coagulación e inmunitario, lo que posteriormente provoca hemorragia, insuficiencia multiorgánica y shock. El inicio de los síntomas puede variar entre 2 y 21 días después de la infección, con síntomas primarios que incluyen fiebre, trastornos gastrointestinales, mialgia y sangrado o hematomas inexplicables.

La transmisión viral de persona a persona ocurre después del contacto directo o indirecto con fluidos corporales contaminados y puede provocar brotes, que a menudo se inician por una sola introducción del reservorio en la naturaleza o de otro huésped final. Desde el descubrimiento de la EVE en 1976, se han registrado 31 brotes de la enfermedad, la mayoría en África.

El virus del Ébola pertenece al orden Mononegavirales y a la familia Filoviridae, que es un grupo taxonómico de virus de ARN no segmentados, con envoltura y de cadena negativa. Las partículas de estos virus tienen un aspecto filamentoso característico que da nombre a la familia de virus. Su diámetro es uniforme a 80 nanómetros, pero la longitud de las partículas puede ser bastante variable y hasta 14,000 nm.

El genoma del virus consta de siete genes que codifican nucleoproteína, glicoproteína, proteína de virión (VP) 24, VP30, VP35, VP40 y ARN polimerasa dependiente de ARN. Con la excepción del gen de la glicoproteína, todos los genes mencionados anteriormente son monocistrónicos, lo que significa que codifican solo una proteína estructural.

. . .

La producción de una glicoproteína soluble (es decir, una proteína que contiene residuos de azúcar unidos covalentemente) es una distinción importante del virus del Ébola de otros virus del orden. Este importante factor de patogenicidad es secretado por las células infectadas en grandes cantidades, lo que facilita una mayor entrada viral al unirse al receptor presente en las células huésped.

De acuerdo con la taxonomía más reciente del Comité Internacional de Taxonomía de Virus (ICTV), en el género Ebolavirus hay cinco especies reconocidas: Zaire ebolavirus, Sudan ebolavirus, Taï Forest ebolavirus (anteriormente *Côte d'Ivoire* ebolavirus), Bundibugyo ebolavirus, Bombali ebolavirus y Reston ébolavirus. Reston ebolavirus es la única especie apatógena para los humanos.

El 21 de marzo de 2014, el Ministerio de Salud de Guinea anunció el brote de una enfermedad que se manifestaba con fiebre, vómitos, diarrea intensa y una elevada tasa de letalidad del 59%. Las muestras tomadas de personas enfermas y analizadas en el Instituto Pasteur de Lyon (Francia) dieron positivo para un ébolavirus por reacción en cadena de la polimerasa.

. . .

La secuenciación viral adicional reveló que el agente causal era una especie de ébolavirus Zaire, uno de los cinco virus del género.

Para implementar medidas de prevención y control en los países afectados, los gobiernos colaboraron con la Organización Mundial de la Salud, Médicos Sin Fronteras y otras organizaciones.

Se establecieron centros de tratamiento del ébola para brindar una mejor atención a los pacientes e impedir una mayor transmisión del virus. Los equipos de los Centros para el Control y la Prevención de Enfermedades desempeñaron un papel importante en la caracterización y el control de la epidemia.

El brote de 2014 en África Occidental fue el brote de ébola más grande y complejo desde el descubrimiento del virus en 1976. La carencia de vigilancia y seguimiento de casos iniciales, junto con infraestructuras de salud pública deficientes, llevaron a una circulación sin precedentes del virus. El brote finalmente se declaró terminado en 2016, momento en el que se habían producido más de 28,000 casos y 11,000 muertes en todo el mundo.

Al comienzo del brote de 2014, no había vacunas autorizadas disponibles contra el EVE, aunque los primeros ensayos habían arrojado resultados prometedores. Como los brotes anteriores habían sido esporádicos, las oportunidades para realizar ensayos sistemáticos en etapas posteriores eran limitadas. En agosto de 2014, luego de que la Organización Mundial de la Salud declarara el brote como una emergencia de salud pública mundial, se puso a disposición para su uso una vacuna sin licencia.

La vacuna se administró a más de 7,000 personas en Guinea, África Occidental y se encontró que era eficaz en más del 75% de los casos. Para 2019, 12 ensayos clínicos que incluyeron a más de 15 000 adultos demostraron la seguridad y eficacia del producto.

Esta vacuna de una dosis fue la primera vacuna contra el ébola aprobada por la Administración de Drogas y Alimentos de los Estados Unidos (FDA), y recibió la aprobación en diciembre de 2019.

El ébola es un virus raro pero mortal que causa fiebre, dolores corporales y diarrea y, a veces, sangrado dentro y fuera del cuerpo. A medida que el virus se propaga por el cuerpo, daña el sistema inmunitario y los órganos. En última instancia, hace que los niveles de células de coagulación de la sangre disminuyan. Esto conduce a un sangrado severo e incontrolable.

. . .

La enfermedad se conocía como fiebre hemorrágica del Ébola, pero ahora se conoce como virus del Ébola y mata hasta el 90% de las personas infectadas.

El ébola no es tan contagioso como los virus más comunes, como los resfriados, la influenza o el sarampión. Se transmite a las personas por contacto con la piel o los fluidos corporales de un animal infectado, como un mono, un chimpancé o un murciélago frugívoro. Luego se mueve de persona a persona de la misma manera. Quienes cuidan a una persona enferma o entierran a alguien que ha muerto a causa de la enfermedad, a menudo la contraen.

Otras formas de contraer el Ébola incluyen tocar agujas o superficies contaminadas. No se puede contraer el Ébola a través del aire, el agua o los alimentos. Una persona que tiene ébola, pero no presenta síntomas tampoco puede propagar la enfermedad.

Al principio, el Ébola puede sentirse como la gripe u otras enfermedades. Los síntomas aparecen de 2 a 21 días después de la infección y generalmente incluyen fiebre alta, dolor de cabeza, dolores articulares y musculares, dolor de garganta, debilidad, dolor de estómago y falta de apetito.

A medida que la enfermedad empeora, provoca sangrado en el interior del cuerpo, así como en los ojos, los oídos y la nariz. Algunas personas vomitarán o toserán sangre, tendrán diarrea con sangre y les saldrá un sarpullido.

. . .

A veces es difícil saber si una persona tiene ébola solo por los síntomas. Los médicos pueden realizar pruebas para descartar otras enfermedades como el cólera o la malaria. Las pruebas de sangre y tejidos también pueden diagnosticar el ébola. Si alguna prueba resulta positiva, aislarán al individuo contagiado del público de inmediato para evitar la propagación.

No hay cura para el Ébola, aunque los investigadores están trabajando en ello. Hay dos tratamientos farmacológicos que han sido aprobados para tratar el ébola: Inmazeb es una mezcla de tres anticuerpos monoclonales (atoltivimab, maftivimab y odesivimab-ebgn); por su parte, Ansuvimab-zykl (Ebanga) es un anticuerpo monoclonal que se inyecta. Ayuda a bloquear el virus del receptor celular, impidiendo su entrada en la célula.

Los médicos manejan los síntomas del ébola con líquidos y electrolitos, oxígeno, medicamentos para la presión arterial, transfusiones de sangre y tratamiento para otras infecciones. Hay una vacuna para prevenir el ébola, pero rVSV-ZEBOV (Ervebo) solo trata la cepa Zaire del virus. La mejor manera de evitar contraer la enfermedad es no viajar a las áreas donde se encuentra el virus.

4

Rabia

La rabia es una infección viral que se propaga principalmente a través de la mordedura de un animal infectado, afectando al sistema nervioso central (SNC), en particular al cerebro. Sin un tratamiento temprano, por lo general es fatal. La palabra probablemente trae a la mente a un animal enfurecido echando espuma por la boca. Es una condición dolorosa, potencialmente mortal y prevenible.

Los perros, gatos y conejos domésticos, y los animales salvajes como los zorrillos, los mapaches y los murciélagos, pueden transmitir el virus a los humanos a través de mordeduras y arañazos. La clave para combatir el virus es una respuesta rápida.

Según los Centros para el Control y la Prevención de Enfermedades (CDC), alrededor de 59,000 personas en todo el mundo mueren de rabia cada año. Alrededor del 99 por ciento de ellas han sido mordidas por un perro rabioso.

La disponibilidad de vacunas tanto para animales como para humanos ha llevado a una fuerte disminución de los casos de rabia en los Estados Unidos. El país tiene de dos a tres muertes por rabia al año.

La rabia es un virus ARN de la familia de los rabdovirus que puede afectar al organismo de dos maneras. Puede ingresar directamente al sistema nervioso periférico y migrar al cerebro.

También puede replicarse dentro del tejido muscular, donde está a salvo del sistema inmunitario del huésped. Desde aquí, ingresa al sistema nervioso a través de las uniones neuromusculares. Una vez dentro del sistema nervioso, el virus produce una inflamación aguda del cerebro a la que pronto siguen el coma y la muerte.

Hay dos tipos de rabia. El primer tipo, rabia furiosa o encefálica, ocurre en el 80% de los casos humanos, y es más probable que una persona que la padece experimente hiperactividad e hidrofobia. El segundo tipo, llamado rabia paralítica o "tonta", causa parálisis como síntoma dominante.

El periodo entre la mordida y la aparición de los síntomas se denomina periodo de incubación. Por lo general, una persona tarda de 3 semanas a 3 meses en desarrollar síntomas de rabia una vez que ha contraído la infección, según los CDC. Sin embargo, los periodos de incubación también pueden variar de 1 semana a 1 año, según la Organización Mundial de la Salud (OMS).

La aparición inicial de la rabia comienza con síntomas similares a los de la gripe, que incluyen fiebre, debilidad muscular y hormigueo. También se puede sentir ardor en el sitio de la picadura. A medida que el virus continúa atacando el SNC, se pueden desarrollar los dos tipos diferentes de la enfermedad: la rabia furiosa y la rabia paralítica.

Las personas que desarrollan rabia furiosa serán hiperactivas y excitables y pueden mostrar un comportamiento errático. Otros síntomas incluyen insomnio, ansiedad, agitación, confusión, alucinaciones, exceso de salivación o espuma en la boca, problemas para tragar y miedo al agua.

La rabia paralítica, por otro lado, tarda más en aparecer. Las personas con la infección se paralizan lentamente, eventualmente entran en coma y mueren. Según la OMS, el 20 por ciento de los casos de rabia humana son paralíticos.

Los animales con rabia transmiten el virus a otros animales y humanos a través de un rasguño o mediante la saliva después de una mordedura. Sin embargo, cualquier contacto con las mucosas o una herida abierta también puede transmitir el virus.

Se considera que la transmisión de este virus ocurre exclusivamente de animal a animal y de animal a humano. Si bien la transmisión del virus de persona a persona es extremadamente rara, se han informado algunos casos después de trasplantes de córnea.

Para los humanos que contraen la rabia, la mordedura de un perro no vacunado es, con mucho, el culpable más común.

Una vez que una persona ha sido mordida, el virus se propaga a través de los nervios hasta el cerebro. Se cree que las mordeduras o los rasguños en la cabeza y el cuello aceleran el compromiso del cerebro y la médula espinal debido a la ubicación del trauma inicial. Por esa razón, si te muerden en el cuello, es especialmente importante buscar ayuda de inmediato.

Después de una mordedura, el virus de la rabia se propaga a través de las células nerviosas al cerebro. Una vez en el cerebro, el virus se multiplica rápidamente. Esta actividad provoca una inflamación severa del cerebro y la médula espinal, después de lo cual la persona se deteriora rápidamente y muere.

Tanto los animales salvajes como los domésticos pueden propagar el virus de la rabia. Las principales fuentes de infección de la rabia en humanos son animales como perros, murciélagos, hurones, gatos, vacas, cabras, caballos, conejos, castores, coyotes, zorros, monos, mapaches, mofetas y marmotas.

Para la mayoría de las personas, el riesgo de contraer la rabia es relativamente bajo.

Sin embargo, hay ciertas situaciones que pueden representar un mayor riesgo, por ejemplo, vivir en un área poblada por murciélagos, vivir en un área rural donde hay mayor exposición a animales salvajes y poco o ningún acceso a vacunas y terapia preventiva, viajar a países en desarrollo, realizar campamentos frecuentes y exposición a animales salvajes, y ser menor de 15 años (la rabia es más común en este grupo de edad).

Aunque los perros son responsables de la mayoría de los casos de rabia en todo el mundo, los murciélagos son la causa de la mayoría de las muertes por rabia en los Estados Unidos.

. . .

No existe una prueba para detectar las primeras etapas de la infección de la rabia. Después de la aparición de los síntomas, un médico puede usar pruebas como una prueba de sangre, tejido o saliva para ayudar a determinar si se tiene la enfermedad. Las pruebas de tejido incluyen la prueba de anticuerpos fluorescentes directos (DFA) y una biopsia del cuello.

Si, por ejemplo, a una persona la ha mordido un animal salvaje, un médico normalmente le administrará una inyección preventiva de la vacuna contra la rabia para detener la infección antes de que aparezcan los síntomas.

Una vez que una persona ha desarrollado la rabia, es raro que la enfermedad se cure. Sin embargo, después de haber estado alguien expuesto al virus de la rabia, puede recibir una serie de inyecciones para evitar que se produzca una infección.

La inmunoglobulina antirrábica, que proporciona una dosis inmediata de anticuerpos antirrábicos para combatir la infección, ayuda a evitar que el virus se afiance. Entonces, vacunarse contra la rabia es la clave para evitar la enfermedad.

El control de animales probablemente tratará de encontrar al animal que mordió para que le hagan la prueba de la rabia. Si el animal no tiene rabia, se puede evitar la gran ronda de vacunas contra la rabia. Sin embargo, si no se puede encontrar al animal, el curso de acción más seguro es tomar las vacunas preventivas.

Vacunarse contra la rabia lo antes posible después de la mordedura de un animal es la mejor manera de prevenir la infección. La vacuna contra la rabia se administra en una serie de cinco inyecciones durante 14 días.

Los médicos tratarán la herida lavándola durante al menos 15 minutos con agua y jabón, detergente o yodo. Luego, realizarán una inyección de inmunoglobulina antirrábica y comenzarán la ronda de inyecciones para la vacuna antirrábica. Este protocolo se conoce como profilaxis posterior a la exposición.

La inmunoglobulina antirrábica y la vacuna rara vez pueden causar efectos secundarios, que pueden incluir dolor, hinchazón o picazón en el lugar de la inyección, dolor de cabeza, náusea, dolor de estómago, dolores musculares y mareo.

Es importante mencionar que la rabia es una enfermedad prevenible. Existen medidas sencillas que se pueden tomar para evitar contraer la rabia, tales como vacunarse contra la rabia antes de viajar a países en desarrollo, trabajar en estrecha colaboración con animales o trabajar en un laboratorio que maneja el virus de la rabia.

Además, es necesario vacunar a las mascotas, evitar que las mascotas deambulen por el exterior, reportar los animales callejeros al control de animales, evitar el contacto con animales salvajes, evitar que los murciélagos entren en espacios habitables u otras estructuras cerca del hogar e informar cualquier signo de un animal infectado a los departamentos locales de control de animales o de salud.

5

VIH

El virus de la inmunodeficiencia humana (VIH) es un virus que ataca y altera el sistema inmunológico, aumentando el riesgo y el impacto de otras infecciones y enfermedades. Sin tratamiento, la infección puede progresar a una etapa avanzada llamada SIDA.

Debido a los avances médicos, las personas con VIH y acceso a atención médica de calidad rara vez desarrollan SIDA una vez que han comenzado a recibir tratamiento para el VIH. Como observan expertos como la Organización Mundial de la Salud (OMS), el VIH se ha convertido en una condición manejable, y muchas personas con VIH tienen una vida larga y saludable.

La expectativa de vida de una persona con VIH ahora se acerca a la de alguien que da negativo para el virus, siempre que la persona tome medicamentos llamados terapia antirretroviral de manera continua.

A partir de 2019, alrededor del 68 % de los adultos y el 53 % de los niños con VIH en todo el mundo recibían tratamiento de por vida.

VIH significa "virus de la inmunodeficiencia humana" y ataca a las células inmunitarias llamadas células CD4. Estos son tipos de células T: glóbulos blancos que circulan y detectan infecciones en todo el cuerpo y fallas y anomalías en otras células.

El VIH ataca e infiltra las células CD4, usándolas para crear más copias del virus. Al hacerlo, destruye las células y reduce la capacidad del cuerpo para combatir otras infecciones y enfermedades. Esto aumenta el riesgo y el impacto de infecciones oportunistas y algunos tipos de cáncer. Sin embargo, vale la pena señalar que algunas personas tienen el VIH durante largos periodos sin experimentar ningún síntoma.

El VIH es una condición de por vida, pero los tratamientos y ciertas estrategias pueden prevenir que el virus se transmita y que la infección progrese.

. . .

SIDA significa "síndrome de inmunodeficiencia adquirida". Es una etapa avanzada de la infección por VIH. Los médicos identifican el SIDA como un conteo de CD4 de menos de 200 células por milímetro cúbico. Además, pueden diagnosticar SIDA si una persona tiene infecciones oportunistas características, tipos de cáncer asociados o ambos.

Cuando una persona con VIH no recibe tratamiento, es probable que se desarrolle el SIDA, ya que el sistema inmunitario se desgasta gradualmente. Sin embargo, los avances en los tratamientos antirretrovirales han hecho que esta progresión al SIDA sea cada vez menos común.

En 2018, había más de 1,1 millones de personas que vivían con el VIH en los Estados Unidos y 6000 muertes relacionadas con el sida.

El VIH puede transmitirse cuando los fluidos corporales que contienen el virus entran en contacto con una barrera permeable en el cuerpo o pequeñas roturas en los tejidos húmedos de áreas como los genitales.

Específicamente, el VIH puede transmitirse a través de sangre, semen, líquido preseminal, fluidos vaginales, fluidos rectales y la leche materna. El virus no puede transmitirse a través de la saliva, por lo que una persona no puede contraer el VIH besándose con la boca abierta, por ejemplo.

Una de las principales causas de transmisión del VIH en los EE.UU. es el coito anal o vaginal. Para que ocurra la transmisión, las personas no deben estar usando protección de barrera, como un condón, o tomando profilaxis previa a la exposición (PrEP), un tratamiento que tiene como objetivo prevenir la transmisión del VIH entre personas con factores de riesgo conocidos.

Otra de las principales causas de transmisión del VIH es el compartir equipos para inyectarse drogas. Con menos frecuencia, el VIH se transmite a los bebés durante el embarazo, el parto o la lactancia. Además, existe la posibilidad de transmisión en las transfusiones de sangre, aunque el riesgo es extremadamente bajo cuando las donaciones de sangre se analizan de manera efectiva.

El VIH solo puede transmitirse a través de fluidos que contienen una cierta cantidad del virus. Si una persona tiene niveles indetectables de VIH, el virus no puede transmitirse a otra persona (indetectable = intransmisible). Algunas personas usan una forma abreviada para referirse al hecho de que los niveles indetectables de VIH son intransmisibles: U=U.

. . .

Los médicos consideran que el VIH es indetectable cuando la cantidad del virus en el cuerpo es tan baja que un análisis de sangre no puede identificarlo. Tener niveles indetectables requiere que una persona reciba continuamente un tratamiento efectivo y siga cuidadosamente el plan recomendado, lo que generalmente implica tomar medicamentos todos los días.

Una persona con niveles indetectables todavía tiene el VIH, y el control regular con análisis de sangre es clave para mantener este estado.

Las posibilidades de que el VIH progrese a SIDA varían mucho de una persona a otra y dependen de muchos factores, entre ellos la edad de la persona, la capacidad del cuerpo para defenderse contra el VIH, la accesibilidad de la atención médica de calidad, la presencia de otras infecciones y la resistencia genética de la persona a ciertas cepas del VIH, ya que algunas son resistentes a los medicamentos.

En su mayor parte, otras infecciones con bacterias, otros virus, hongos o parásitos, causan los síntomas más pronunciados del VIH. Algunas personas con VIH no tienen síntomas durante meses o incluso años después de contraer el virus. En parte debido a esto, 1 de cada 7 personas con VIH en los EE.UU. no saben que lo tienen.

. . .

Si bien es poco probable que una persona sin síntomas busque atención, aún existe un alto riesgo de transmisión. Por esta razón, los expertos recomiendan hacerse pruebas periódicas, para que todos estén al tanto de su estado serológico.

Mientras tanto, alrededor del 80% de las personas con VIH desarrollan síntomas similares a los de la gripe alrededor de 2 a 6 semanas después de contraer la infección. Estos síntomas se denominan colectivamente síndrome retroviral agudo.

Los primeros síntomas del VIH pueden incluir fiebre, escalofríos, sudoración (especialmente por la noche), glándulas agrandadas o ganglios linfáticos inflamados, una erupción difusa, fatiga, debilidad, dolor, incluyendo dolor en las articulaciones, dolores musculares, dolor de garganta, aftas o una infección por levaduras y pérdida de peso involuntaria (con el avance del VIH).

Estos síntomas son el resultado de que el sistema inmunitario combate diferentes tipos de infecciones. Cualquiera que tenga varios de estos síntomas y pueda haber contraído el VIH en las últimas 2 a 6 semanas debe hacerse la prueba. Algunos síntomas del VIH varían según el sexo.

. . .

Después de que se resuelven los síntomas del síndrome retroviral agudo, muchas personas no experimentan síntomas del VIH durante años. Mientras se sienten bien y parecen saludables, el virus continúa desarrollándose y dañando el sistema inmunológico y los órganos.

Si la persona no toma medicamentos que eviten la replicación del virus, este proceso lento puede continuar durante alrededor de 8 a 10 años. Sin embargo, tomar antirretrovirales puede detener este proceso y suprimir el virus por completo.

Si una persona con VIH no recibe un tratamiento eficaz, el virus debilita la capacidad del cuerpo para combatir la infección y lo expone a enfermedades graves. Cuando las células CD4 están severamente agotadas, a menos de 200 células por milímetro cúbico, un médico puede diagnosticar SIDA, que a veces se denomina etapa 3 del VIH.

La presencia de ciertas infecciones oportunistas, que involucran bacterias, virus, hongos o micobacterias, también ayudan al médico a identificar el SIDA.

Los síntomas del SIDA pueden incluir visión borrosa, una tos seca, sudores nocturnos, manchas blancas en la lengua o la boca, dificultad para respirar o disnea, glándulas inflamadas que duran semanas, diarrea (que suele ser persistente o crónica), fiebre de más de 100 °F (37°C) que dura semanas, fatiga continua y pérdida de peso involuntaria.

Una persona con SIDA tiene un riesgo significativamente mayor de desarrollar una enfermedad potencialmente mortal. Sin tratamiento, las personas con SIDA suelen vivir alrededor de 3 años después del diagnóstico. Sin embargo, al tomar otros medicamentos junto con el tratamiento del VIH, una persona con SIDA puede controlar, prevenir y tratar complicaciones graves.

Cuando una persona con VIH toma un tratamiento eficaz, es posible que la infección nunca progrese a la etapa 3. El tratamiento también puede ayudar a una persona a recuperar parte de la función inmunológica perdida, lo que ayudará a prevenir infecciones graves.

El VIH en etapa avanzada reduce la capacidad del cuerpo para combatir una variedad de infecciones y complicaciones asociadas y tipos de cáncer. El tratamiento actual suele ser lo suficientemente eficaz como para mantener a raya muchas infecciones. Si una persona con VIH no recibe tratamiento, las infecciones latentes que alguna vez causaron problemas de salud mínimos o nulos pueden representar un riesgo grave. Los médicos se refieren a estas infecciones como oportunistas.

. . .

Algunas infecciones oportunistas que pueden indicarle a un médico que una persona tiene SIDA son, por ejemplo, la candidiasis de los bronquios, la tráquea, el esófago y los pulmones, coccidioidomicosis, criptococosis, criptosporidiosis, enfermedad por citomegalovirus (CMV), herpes, histoplasmosis, tuberculosis, infecciones con micobacterias, neumonía recurrente, neumonía por *Pneumocystis jirovecii*, isosporiasis intestinal crónica, septicemia recurrente por Salmonella y toxoplasmosis.

La candidiasis es una infección fúngica que generalmente ocurre en la piel y las uñas, pero a menudo causa problemas graves en el esófago y el tracto respiratorio inferior en personas con SIDA. La inhalación del hongo *Coccidioides immitis* causa coccidioidomicosis. Un médico puede referirse a esta infección en personas sanas como fiebre del valle.

La criptococosis es una infección por el hongo *Cryptococcus neoformans*. Cualquier parte del cuerpo puede estar involucrada, pero el hongo generalmente ingresa a los pulmones y desencadena una neumonía. También puede conducir a la inflamación del cerebro.

La criptosporidiosis es una infección por el parásito protozoario *Cryptosporidium*. Puede provocar calambres abdominales intensos y diarrea acuosa crónica. El CMV puede causar una variedad de enfermedades, como neumonía, gastroenteritis y encefalitis, una infección cerebral.

. . .

La retinitis por CMV es una preocupación particular para las personas con SIDA.

Esta es una infección de la retina, en la parte posterior del ojo, y afecta permanentemente la vista de una persona. Es una urgencia médica.

El herpes resulta de la infección con el virus del herpes simple (VHS). Este virus generalmente se transmite a través del sexo o el parto. En una persona con función inmunológica reducida, el herpes puede causar herpes labial doloroso alrededor de la boca y úlceras en los genitales y el ano que no desaparecen. Estas llagas, más que un diagnóstico de herpes, pueden indicar SIDA. El herpes también puede infectar los pulmones o el esófago de alguien con SIDA.

La histoplasmosis es una infección con el hongo *Histoplasma capsulatum* y causa síntomas extremadamente graves, similares a los de la neumonía, en personas con VIH avanzado. La histoplasmosis también puede volverse progresiva y generalizada, afectando órganos fuera del sistema respiratorio.

La bacteria *Mycobacterium tuberculosis* causa la tuberculosis y puede transmitirse por el aire si una persona con una infección activa estornuda, tose o habla. Los signos y síntomas pueden incluir una infección pulmonar grave, pérdida de peso, fiebre y fatiga. La tuberculosis puede propagarse al cerebro y otros órganos.

Los tipos de micobacterias, incluidos *Mycobacterium avium* y *Mycobacterium kansasii*, están presentes de forma natural y tienden a causar pocos problemas.

Sin embargo, en una persona con VIH, especialmente si se encuentra en las últimas etapas, estas infecciones pueden propagarse por todo el cuerpo y causar problemas de salud que amenazan la vida.

Muchos patógenos diferentes pueden causar neumonía, pero un tipo de bacteria llamada *Streptococcus pneumoniae* puede ser una de las más peligrosas para las personas con VIH. Existe una vacuna para esta bacteria y todas las personas con VIH deben recibirla.

Mientras tanto, la infección con un hongo llamado *Pneumocystis jirovecii* puede causar dificultad para respirar, tos seca y fiebre alta en personas con sistemas inmunitarios debilitados, incluidas algunas personas con VIH.

La isosporiasis intestinal crónica ocurre cuando el parásito *Isospora belli* ingresa al cuerpo a través de alimentos y agua contaminados, causando diarrea, fiebre, vómitos, pérdida de peso, dolores de cabeza y dolor abdominal.

Cuando la bacteria Salmonella ingresa al cuerpo, también generalmente a través de alimentos o agua contaminados, puede circular y dominar el sistema inmunológico, causando náuseas, diarrea y vómitos. En este caso, un médico puede diagnosticar una septicemia recurrente por Salmonella.

Toxoplasma gondii es un parásito que habita en animales de sangre caliente, incluidos gatos y roedores, y está presente en sus heces. Los humanos contraen la infección resultante, llamada toxoplasmosis, al inhalar polvo contaminado o comer alimentos contaminados, incluidas las carnes comerciales.

La toxoplasmosis puede causar síntomas graves en los pulmones, la retina, el corazón, el hígado, el páncreas, el cerebro, los testículos y el colon. Para reducir el riesgo de contraer toxoplasmosis, se deben usar guantes mientras se cambia la arena para gatos y lavar bien las manos después de cualquier tipo de manipulación.

Una persona con VIH avanzado o una infección oportunista puede experimentar complicaciones, que incluyen la encefalopatía relacionada con el VIH, la leucoencefalopatía multifocal progresiva (LMP) y el síndrome de emaciación.

. . .

El VIH puede desencadenar encefalopatía o inflamación en el cerebro. Los médicos no comprenden completamente los mecanismos subyacentes. La leucoencefalopatía multifocal progresiva proviene de la infección con el virus de John Cunningham. Este virus está presente en muchas personas y, por lo general, permanece latente en los riñones.

Si una persona tiene un sistema inmunitario debilitado, posiblemente debido al VIH o a medicamentos como los que se usan para la esclerosis múltiple, el virus John Cunningham ataca el cerebro y provoca leucoencefalopatía multifocal progresiva, que puede poner en peligro la vida y causar parálisis y dificultades cognitivas.

El síndrome de desgaste ocurre cuando una persona pierde involuntariamente el 10% de su masa muscular a través de diarrea, debilidad o fiebre. Parte de la pérdida de peso también puede implicar la pérdida de grasa.

Una persona con VIH puede tener un mayor riesgo de varios tipos de cáncer, incluido el linfoma. El herpesvirus del sarcoma de Kaposi, también conocido como herpesvirus humano 8, causa un tipo de cáncer que involucra el crecimiento de vasos sanguíneos anormales. Estos pueden desarrollarse en cualquier parte del cuerpo.

. . .

El cáncer se llama sarcoma de Kaposi y, si llega a órganos como los intestinos o los ganglios linfáticos, puede ser extremadamente peligroso. En la piel, un médico puede reconocer manchas características sólidas, moradas o rosadas, que pueden ser planas o elevadas.

Además, los linfomas de Hodgkin y no Hodgkin tienen fuertes vínculos con la infección por VIH. Estos afectan los ganglios linfáticos y los tejidos linfoides. Aunado a esto, una mujer con VIH debe recibir controles regulares para detectar cáncer de cuello uterino. Recibir un diagnóstico temprano puede ayudar a limitar la propagación del cáncer.

La prevención es clave para prolongar la vida de una persona con VIH en etapa avanzada. Es importante controlar la carga viral con medicamentos contra el VIH y tomar precauciones adicionales, como usar condones para prevenir otras infecciones de transmisión sexual (ITS), tener vacunas para posibles infecciones oportunistas, identificar cualquier factor ambiental (como un gato mascota) que podría provocar una infección y limitar la exposición a estos factores, como usar guantes mientras se cambia la arena para gatos.

También se deberían evitar los alimentos con un alto riesgo de contaminación, como los huevos y la carne poco cocidos, los lácteos y los jugos de frutas sin pasteurizar y los brotes de semillas crudas, así como no beber agua directamente de un lago o río o agua del grifo sin filtrar en ciertos países.

Se recomienda preguntarle a un médico sobre las vacunas pertinentes y las formas de limitar la exposición a patógenos en el trabajo, en el hogar y durante las vacaciones Los medicamentos antibióticos, antimicóticos y antiparasitarios pueden ayudar a tratar las infecciones oportunistas.

Circulan muchos conceptos erróneos sobre el VIH. Estos son dañinos y estigmatizantes. No hay manera de transmitir el virus con comportamientos como darse la mano, abrazar o besar a alguien, estornudar, tocar la piel directamente, compartir un baño con alguien que tiene VIH, compartir toallas o cubiertos, realizar resucitación boca a boca, hacer cualquier cosa que pueda considerarse contacto casual ni tocar la saliva, lágrimas, heces u orina de una persona con VIH.

Los datos sugieren que 1 de cada 7 personas con VIH en los EE.UU. desconocen su estado serológico.

Esta conciencia es crucial para la salud y el bienestar de una persona, ya que puede permitirle acceder al tratamiento necesario de manera temprana y prevenir complicaciones.

. . .

Los profesionales de la salud pueden analizar la sangre de una persona para detectar anticuerpos contra el VIH. Volverán a analizar la sangre antes de confirmar un resultado positivo. También hay disponibles kits de pruebas caseras.

Las plataformas actuales de pruebas de VIH permiten detectar el VIH en menos de 2 semanas. Las personas con factores de riesgo conocidos deben someterse a pruebas con más frecuencia. Cualquier persona con riesgo de infección puede hacerse una prueba rápida. Si ésta es negativa, el proveedor de la prueba generalmente recomienda hacerse otra prueba dentro de unas pocas semanas.

Hay diferentes tipos de pruebas para detectar el VIH. Las pruebas de amplificación de ácido nucleico, a veces denominadas NAT, pueden detectar la infección por VIH tan pronto como 10 días después de la exposición. Un análisis de sangre de antígeno o anticuerpo puede detectar el VIH en una muestra de sangre tan pronto como 18 días después de la exposición.

La mayoría de las pruebas rápidas y las autopruebas son pruebas de anticuerpos, y pueden detectar anticuerpos contra el VIH tan pronto como 21 días después de la exposición.

. . .

Si una persona puede haber estado expuesta al VIH en las últimas 72 horas, debe hablar con un profesional de la salud sobre la profilaxis posterior a la exposición (PEP), un tratamiento preventivo.

Si bien no existe una cura para el VIH, los tratamientos pueden detener la progresión de la infección. Recibir estos tratamientos, llamados antirretrovirales, puede reducir el riesgo de transmisión. También puede extender la esperanza de vida de una persona y mejorar la calidad de vida.

Muchas personas que toman tratamientos contra el VIH viven una vida larga y saludable. Estos medicamentos son cada vez más efectivos y bien tolerados. Una persona puede necesitar tomar solo una pastilla por día.

Cualquier persona que haya estado expuesta al virus en las últimas 72 horas debe hablar con un proveedor de atención médica sobre la PEP. Este medicamento puede detener la infección, especialmente si una persona lo toma lo antes posible después de la posible exposición. Una persona toma la PEP durante 28 días y, posteriormente, un médico la controla para detectar el VIH.

La PEP no es 100 % efectiva, por lo que es importante usar técnicas de prevención, como protección de barrera y prácticas seguras de inyección, incluso mientras se toma la PEP.

. . .

El tratamiento del VIH también implica tomar medicamentos antirretrovirales, que combaten la infección y retardan la propagación del virus. Las personas generalmente toman una combinación de medicamentos, llamada terapia antirretroviral de gran actividad o terapia antirretroviral combinada. Una persona podría referirse al enfoque como HAART o CART, respectivamente.

Hay muchos tipos de antirretrovirales, que incluyen, por ejemplo, a los inhibidores de la proteasa. La proteasa es una enzima que el VIH necesita para replicarse. Estos medicamentos se unen a la enzima e inhiben su acción, evitando que el VIH haga copias de sí mismo. Los tipos incluyen atazanavir y cobicistat (Evotaz), lopinavir y ritonavir (Kaletra), darunavir y cobicistat (Prezcobix).

También se incluye a los inhibidores de la integrasa. El VIH necesita integrasa, otra enzima, para infectar las células T, y estos medicamentos bloquean la enzima. Debido a su eficacia y efectos secundarios limitados, a menudo son la primera línea de tratamiento. Los inhibidores de la integrasa incluyen elvitegravir (Vitekta), dolutegravir (Tivicay) y raltegravir (Isentress).

Otros más son los inhibidores de la transcriptasa inversa nucleósidos y nucleótidos. Estos medicamentos, también llamados NRTI o "armas nucleares", interfieren con el VIH mientras intenta replicarse. Los tipos incluyen abacavir (Ziagen), lamivudina y zidovudina (Combivir), emtricitabina (Emtriva) y tenofovir disoproxilo (Viread).

Los inhibidores de la transcriptasa inversa no nucleósidos, llamados NNRTI, también dificultan la replicación del VIH. Aunados a éstos, existen antagonistas del correceptor de quimiocinas que impiden que el VIH entre en las células. Sin embargo, los médicos en los EE.UU. no suelen recetarlos porque otros medicamentos son más efectivos.

Los inhibidores de entrada evitan que el VIH entre en las células T. Sin acceso a estas células, el VIH no puede replicarse. Tampoco son comunes en los EE.UU.

Las personas a menudo se benefician de una combinación de medicamentos antirretrovirales, y la combinación adecuada depende de factores específicos de cada persona. El tratamiento es de por vida e implica tomar pastillas en un horario regular.

Cada clase de antirretrovirales tiene diferentes efectos secundarios, pero algunos comunes incluyen náuseas, fatiga, diarrea, dolores de cabeza y erupciones.

. . .

Muchas personas con VIH prueban remedios complementarios, alternativos o a base de hierbas. Sin embargo, no hay evidencia de que estos sean efectivos. Si bien los suplementos minerales o vitamínicos pueden beneficiar la salud de otras maneras, es importante hablar primero con un proveedor de atención médica; algunos productos naturales pueden interactuar con los tratamientos contra el VIH.

Existen estrategias que pueden prevenir el contacto con el VIH, tales como usar protección de barrera y PrEP. El uso de un método de protección de barrera, como un condón, durante cada acto sexual puede reducir drásticamente las posibilidades de contraer el VIH y otras ITS.

En sus pautas de 2019, el Grupo de trabajo de servicios preventivos recomienda que los médicos solo recomienden la PrEP a las personas con pruebas de VIH negativas recientes. También aprueban una formación de PrEP: una combinación de tenofovir, disoproxil, fumarato y emtricitabina. Aconsejan a las personas que toman PrEP que lo hagan una vez al día. La Administración de Alimentos y Medicamentos (FDA) también aprobó un segundo medicamento combinado, tenofovir, alafenamida y emtricitabina, como PrEP.

El uso de drogas intravenosas es un medio clave de transmisión del VIH. Compartir agujas y otros equipos para drogas puede exponer a una persona al VIH y otros virus, como la hepatitis C. Cualquiera que se inyecte cualquier droga debe hacerlo con una aguja limpia y sin usar. Los programas de intercambio de agujas y recuperación de adicciones pueden ayudar a reducir la prevalencia del VIH.

También es importante evitar la exposición a fluidos corporales relevantes. Para limitar el riesgo de exposición al VIH, es necesario reducir el contacto con sangre, semen, secreciones vaginales y otros fluidos corporales que puedan transmitir el virus.

El lavarse la piel con frecuencia y minuciosamente inmediatamente después de entrar en contacto con fluidos corporales también puede reducir el riesgo de infección.

Para prevenir la transmisión, los trabajadores de la salud usan guantes, máscaras, gafas protectoras, protectores faciales y batas cuando es probable la exposición a estos fluidos y siguen los procedimientos establecidos.

Si bien ciertos antirretrovirales pueden dañar al feto durante el embarazo, un plan de tratamiento eficaz y bien administrado puede prevenir la transmisión al feto. Los partos vaginales son posibles si la infección por VIH de la persona está bien controlada.

. . .

También puede ser posible que el virus se transmita a través de la leche materna. Los Centros para el Control y la Prevención de Enfermedades (CDC) no recomiendan amamantar, independientemente de la carga viral de una persona y si toma antirretrovirales. Es importante discutir todas las opciones a fondo con un proveedor de atención médica.

Comprender los factores de riesgo es crucial para evitar la exposición al VIH. Muchas personas con VIH tienen vidas largas y regulares. Sin embargo, debido al riesgo de daño al sistema inmunológico, es importante adoptar diferentes estrategias de cuidado y prevención.

Es esencial tomar los medicamentos contra el VIH tal como son recetados, pues la omisión de incluso unas pocas dosis podría poner en peligro el tratamiento. Una persona debe diseñar en conjunto con su médico de cabecera una rutina diaria de toma de medicamentos que se ajuste a su plan y programa de tratamiento.

A veces, los efectos secundarios impiden que las personas sigan sus planes de tratamiento. Si algún efecto secundario es difícil de manejar, la persona debe comunicarse con un proveedor de atención médica, pues así se le podría recomendar un medicamento que sea más fácil de tolerar y sugerir otros cambios en el plan de tratamiento.

. . .

Tomar medidas para evitar enfermedades y otras infecciones también es clave. Las personas con VIH deben hacer ejercicio regularmente, tener una dieta balanceada y nutritiva y evitar actividades no saludables, como fumar.

Es especialmente importante prevenir la exposición a patógenos que causan infecciones. Esto puede requerir que una persona deje de comer alimentos no pasteurizados y carnes poco cocinadas y evite el contacto con heces de animales y arena para gatos.

También es crucial lavarse bien las manos y con regularidad. En general, los antirretrovirales reducen la necesidad de las precauciones anteriores, pero es importante el monitoreo y el cuidado recurrente.

El VIH es una afección de por vida, y consultar regularmente con un equipo de atención médica puede garantizar que el tratamiento de una persona esté de acuerdo con su edad y cualquier otro problema de salud. El equipo revisará y ajustará el plan de tratamiento en consecuencia.

El VIH y el SIDA son enfermedades sumamente estigmatizadas y envueltas en conceptos erróneos. Como resultado, una persona puede ser perseguida, aislada o excluida al ser positiva al virus.

. . .

Un diagnóstico de VIH puede ser muy angustioso y los sentimientos de ansiedad o depresión son comunes. Hablar con un profesional de la salud mental puede ayudar, al igual que hablar con un médico de confianza.

Los Centros para el Control y la Prevención de Enfermedades proporcionan también una lista de servicios que pueden ayudar a las personas a manejar el estigma y la discriminación y recibir apoyo adicional.

6

Viruela

La viruela (también llamada variola) es una enfermedad causada por un poxvirus que se transmite de persona a persona y causa fiebre alta, erupción cutánea característica y puede matar a aproximadamente un tercio de las personas infectadas.

Debido al éxito de una intensa iniciativa mundial de salud pública, no ha ocurrido ningún caso natural documentado de esta enfermedad altamente infecciosa y mortal desde el 26 de octubre de 1977 (un cocinero de hospital no vacunado en Somalia fue la última persona en contraer la viruela de forma natural). La Organización Mundial de la Salud (OMS) declaró oficialmente erradicada la viruela en 1980.

En ese momento, se suponía que todos los suministros recolectados restantes del virus de la viruela serían destruidos o secuestrados en dos laboratorios, uno en los Estados Unidos y otro en Rusia.

Los acontecimientos geopolíticos de la última década y las revelaciones sobre programas ofensivos de guerra biológica por parte de ciertos gobiernos extranjeros han generado preocupación de que este virus pueda haber caído en manos de estados que podrían intentar utilizar el virus como arma biológica.

Durante siglos, la viruela afectó las agendas políticas y sociales.

Se ha encontrado evidencia de infección de viruela en momias egipcias. Las epidemias de viruela plagaron Europa y Asia hasta 1796, cuando Edward Jenner probó su teoría de la protección contra enfermedades. Hizo esto inoculando a un niño con material obtenido de una lechera que estaba infectada con el virus de la viruela, creando una inyección con el virus más leve.

El éxito de ese experimento condujo al desarrollo de una vacuna (de vacca, la palabra latina para vaca, por la lechera). Posteriormente, la incidencia de la infección de viruela en Europa disminuyó constantemente.

. . .

En las Américas, la viruela debilitó severamente a la población nativa. Nunca habían estado expuestos a la viruela, que los exploradores europeos trajeron consigo a las Américas en el siglo XVII. Las fuerzas británicas en Fort Pitt (que más tarde se convertiría en Pittsburgh, Pensilvania) entregaron intencionalmente mantas y artículos contaminados con viruela a los nativos americanos durante las guerras francesa e india en un intento de debilitar la resistencia de los nativos americanos a la expansión colonial.

Debido a esto y a través de la propagación natural, la epidemia que se desarrolló mató a la mitad de la población nativa americana.

Una vez que la enfermedad y su método de propagación se entendieron más a fondo, la vacunación contra la viruela se hizo obligatoria en los países desarrollados a principios del siglo XX. El desarrollo del virus vaccinia, junto con una inmunización agresiva, condujo al control y erradicación eventual de la viruela en 1977.

Desde el último caso "natural" documentado en 1977, solo se han informado dos muertes por viruela (1978 en Birmingham, Inglaterra). Ambas muertes fueron el resultado de accidentes de laboratorio.

Solo se conocen dos laboratorios en el mundo que albergan el virus de la viruela: los Centros para el Control y la Prevención de Enfermedades (CDC) en Atlanta, Georgia, y el Centro de Investigación Estatal de Virología y Biotecnología en Koltsovo, Rusia.

Las consecuencias de un brote de viruela solo pueden estimarse. Alrededor del 30% de las personas sin protección que están expuestas a una persona con viruela se infectarían. De estos, el 30% probablemente moriría a causa de la infección.

El diagnóstico es difícil durante las primeras etapas de la enfermedad.

Actualmente, existen suministros insuficientes de vacunas para asegurar la erradicación de la viruela en caso de que la enfermedad se propague intencionalmente en un ataque a gran escala.

La vacunación rutinaria de la población general en los Estados Unidos se detuvo después de 1980. La vacunación del personal militar se suspendió en 1989. Los investigadores estiman que las personas vacunadas retienen la inmunidad durante unos 10 años, aunque la duración nunca se ha evaluado por completo.

La facilidad de producción y aerosolización del virus está bien documentada. Los investigadores estiman que solo se necesitan entre 10 y 100 partículas de virus para infectar a alguien.

El virus se adquiere por inhalación (respiración hacia los pulmones) y sus partículas pueden permanecer en artículos como ropa, ropa de cama y superficies hasta por una semana.

Variola (el virus que causa la viruela) es un miembro del género ortopoxvirus, que también incluye virus que causan la viruela bovina, la viruela símica, la orf y el molusco contagioso. Los poxvirus son los virus animales más grandes, visibles con un microscopio óptico. Son más grandes que algunas bacterias y contienen ADN de doble cadena.

Los poxvirus son los únicos virus que no necesitan el núcleo de una célula para replicarse dentro de la célula. El virus de la viruela es la única causa conocida de la viruela. La enfermedad afecta sólo a los humanos.

No existen reservorios animales ni insectos vectores (insectos que transmiten una enfermedad), y no se produce un estado de portador (periodo en el que el virus está en el cuerpo, pero la persona no está activamente enferma).

Antes de que se acabara con la viruela, la enfermedad sobrevivió a través de la transmisión continua de persona a persona. Las mujeres embarazadas y los niños tenían un mayor riesgo de contraer la enfermedad. La viruela también los afectó más severamente de lo normal. El virus solo se transmite de humano a humano; no hay infecciones animales conocidas.

La infección comienza en los pulmones. A partir de ahí, el virus invade el torrente sanguíneo y se propaga a la piel, los intestinos, los pulmones, los riñones y el cerebro. La actividad del virus en las células de la piel crea una erupción que comienza como máculas (lesiones planas y rojas).

Después de esto, se forman vesículas (ampollas elevadas). Luego, las pústulas (granos llenos de pus) aparecen alrededor de 12 a 17 días después de que una persona se infecta. Los sobrevivientes de la viruela a menudo tienen la piel gravemente deformada por las pústulas.

La variola mayor, o viruela, tiene una tasa de mortalidad del 30%. La variola menor, o alastrim, es una forma más leve del virus con una tasa de mortalidad del 1%. Existen cuatro tipos de variola: clásica, hemorrágica, maligna y modificada.

Se cree que la viruela clásica es la enfermedad más contagiosa; aproximadamente un tercio de las personas no vacunadas que entran en contacto con ella se infectan.

La variedad hemorrágica de la viruela tiene una tasa de mortalidad mucho más alta que la viruela clásica y conduce a la muerte más rápidamente. Las personas infectadas a menudo mueren antes de que se formen las pústulas. Esta variedad es reconocible por ciertos tipos de llagas sangrantes en los tejidos mucosos. Las mujeres embarazadas tienen más probabilidades de contraer esta versión.

Antes de la erradicación, la forma maligna o plana de la viruela afectaba al 6% de la población y evolucionaba más lentamente que el tipo clásico. Las lesiones eran planas, a menudo descritas como aterciopeladas. La tasa de mortalidad de esta forma se acerca al 100%.

La variedad modificada de la viruela afecta esencialmente a las personas que han sido vacunadas y todavía tienen alguna respuesta inmunológica a la vacuna. En una población vacunada, esta versión podría afectar a alrededor del 15%.

Debido a que la viruela ha sido erradicada, el único factor de riesgo hoy para contraer el virus es trabajar en un laboratorio con el virus o en caso de un ataque con armas biológicas.

En el pasado, los factores de riesgo de la viruela incluían el contacto con una persona con viruela, el contacto con fluidos corporales infectados o superficies contaminadas, o la exposición a partículas en aerosol (por ejemplo, al toser o estornudar) de una persona con viruela.

. . .

Así, se sabe que la viruela es altamente contagiosa. Una vez que aparecen los síntomas iniciales (fiebre alta, malestar general, dolor de cabeza y de cuerpo y vómitos), las personas pueden comenzar a ser contagiosas. Esto se llama la fase de pródromo, y puede durar de dos a cuatro días. El período más contagioso es una vez que se desarrolla la erupción, y esto puede durar de siete a 10 días después del inicio de la erupción.

Después de la exposición al virus de la viruela, el periodo de incubación tiene un promedio de 12 a 14 días, pero el rango puede ser de siete a 17 días. Durante este tiempo, las personas generalmente no tienen ningún síntoma y no son contagiosas.

Después de la infección, los síntomas pueden tardar entre siete y 17 días en aparecer para los principales tipos de viruela. El virus comienza a crecer en el torrente sanguíneo entre 72 y 96 horas después de la infección, pero no aparecen síntomas evidentes de inmediato.

Las personas que han contraído la viruela inicialmente desarrollan síntomas tales como fiebre, dolor de cuerpo, dolor de cabeza, escalofríos, malestar general, dolores musculares y particularmente dolor de espalda. Más de la mitad de las personas con viruela experimentan escalofríos y vómitos.

Algunos se confunden.

Una erupción aparece entre 48 y 72 horas después de los síntomas iniciales y se convierte en llagas llenas de virus, de las que luego se forman costras. El proceso puede demorar hasta dos semanas.

Inmediatamente después de que aparece la erupción, el virus es altamente contagioso ya que se mueve hacia las membranas mucosas. El cuerpo arroja las células y las partículas de virus se liberan, tosen o estornudan en el medio ambiente.

La persona infectada puede ser infecciosa hasta por tres semanas (hasta que las costras se desprendan del sarpullido). El virus vivo puede estar presente en las costras. Después de que se caen las costras (en dos a cuatro semanas), queda una depresión o cicatriz de piel clara.

Al principio del curso de la enfermedad, el sarpullido y las llagas llenas de pus pueden parecer y confundirse fácilmente con la varicela. Las lesiones de la viruela ocurren primero en la boca y se extienden a la cara, luego a los antebrazos y manos, y finalmente a las extremidades inferiores y el tronco. Por el contrario, las erupciones de la varicela progresan desde los brazos y las piernas hasta el tronco y rara vez se forman en las axilas, las palmas de las manos, las plantas de los pies y las áreas de los codos.

Lo más probable es que el diagnóstico inicial de viruela se base en la anamnesis y los hallazgos del examen físico. Cualquier persona sospechosa de tener la enfermedad debe ser aislada, las personas que atienden al paciente deben usar técnicas estrictas de barrera de aislamiento para protegerse a sí mismas y a otros de la exposición, y las autoridades sanitarias locales, estatales y nacionales deben ser informadas de inmediato. Es probable que se realicen otros procedimientos (cuarentena y vacunación de las personas que estuvieron en contacto con el paciente) si se diagnostica viruela.

El médico también puede tomar una muestra de la garganta para hacer el diagnóstico de viruela. Las pruebas incluyen tomar una muestra de una pústula recién abierta, que puede ser útil en el diagnóstico. Para los casos sospechosos de viruela hemorrágica, el médico puede extraer una muestra de líquido de una punción lumbar.

Bajo ciertas condiciones, los cuerpos de inclusión citoplasmáticos (también conocidos como cuerpos de Guarnieri) pueden ser visibles dentro de las células. Esto también es evidencia de infección de viruela.

. . .

Los técnicos aíslan el virus variólico en laboratorios con los más altos niveles de bioseguridad (Bioseguridad nivel IV). El CDC en Atlanta y el Instituto de Investigación Médica de Enfermedades Infecciosas del Ejército de EE. UU. (USAMRIID) en Ft. Detrick, Md., son los únicos laboratorios en los EE. UU. con dichas capacidades en este momento.

El médico debe enviar entonces la posible muestra de viruela utilizando medios especiales. Se pueden realizar cultivos virales, reacción en cadena de la polimerasa (PCR) y/o ensayo inmunoabsorbente ligado a enzimas (ELISA) para hacer un diagnóstico definitivo una vez que la muestra llega al laboratorio.

Un solo caso de viruela se consideraría una emergencia de salud pública internacional, y los funcionarios de salud pública deben ser notificados de un posible caso de viruela de inmediato. En dicho caso, todos los servicios médicos de emergencia y el personal hospitalario expuesto a una persona con viruela requerirían cuarentena y vacunación si no han sido vacunados previamente contra la viruela.

Por su parte, la persona infectada se colocaría de inmediato en aislamiento estricto (a diferencia de la cuarentena, que se usa para personas sanas y asintomáticas que pueden haber estado expuestas a la persona infectada).

. . .

Cualquier persona que haya estado en contacto con la persona infectada durante hasta 17 días antes del inicio de la enfermedad de la persona infectada (incluidos el médico tratante y el personal de enfermería) puede verse obligada a permanecer en cuarentena hasta que se haga un diagnóstico definitivo.

Si el caso sospechoso es efectivamente viruela, estas personas deberán permanecer en cuarentena durante al menos 17 días para asegurarse de que no se infecten también con el virus.

Si una persona en cuarentena desarrolla los signos y síntomas de la infección de viruela, se la traslada inmediatamente a un aislamiento estricto.

El escenario más probable de un brote de viruela es un ataque terrorista o un accidente de laboratorio. Dada la naturaleza altamente infecciosa del organismo, los investigadores estiman que una persona infectada puede infectar hasta 20 contactos nuevos durante la etapa infecciosa de la enfermedad. Si una persona infectada aparece en un hospital, se supone que más personas se han infectado.

. . .

El tratamiento médico para la viruela alivia sus síntomas. Esto incluye reemplazar el líquido perdido por la fiebre y las lesiones cutáneas. Es posible que se necesiten antibióticos para las infecciones secundarias de la piel. La persona infectada se mantiene aislada durante 17 días o hasta que se le caigan las costras.

Se están realizando experimentos para probar nuevos medicamentos antivirales, pero pasará algún tiempo antes de que produzcan resultados. Las vacunas y las intervenciones posteriores a la exposición son los pilares del tratamiento. No existen remedios caseros para la viruela. Es altamente contagioso y puede ser fatal. Se requiere tratamiento médico y aislamiento.

La vacunación es el medio más eficaz para prevenir la infección por viruela.

La vacunación puede incluso administrarse hasta cuatro o cinco días después de que una persona se haya expuesto al virus y es la única forma conocida de prevenir la viruela en una persona expuesta.

Si la vacuna se administra dentro de los cuatro días posteriores a la exposición, puede prevenir o disminuir la gravedad de los síntomas. Incluso la vacunación hasta siete días después de la exposición puede brindar cierta protección contra la viruela y dar como resultado un caso significativamente menos grave de la enfermedad.

La inoculación se inyecta con una aguja especial de dos puntas sumergida en la solución de vacuna. Luego se usa la aguja para pinchar la piel (generalmente de la parte superior del brazo) 15 veces. Los efectos secundarios de la vacuna contra la viruela incluyen dolor en el lugar del pinchazo. Las glándulas de las axilas pueden hincharse y la persona puede tener fiebre baja.

Una protuberancia roja que pica se desarrolla en tres o cuatro días, se convierte en una ampolla llena de pus y comienza a drenar. Durante la segunda semana, la ampolla se seca y la costra que se forma eventualmente se cae, dejando una pequeña cicatriz de vacuna. El sitio de vacunación debe mantenerse cubierto con un vendaje y la persona con la llaga no debe tocarlo. Menos del 1% de las personas tienen reacciones graves a la vacuna.

La vacuna contra la viruela está hecha de vaccinia, un virus relacionado pero diferente de la viruela.

Los informes varían en cuanto a la cantidad de dosis de vacuna contra la viruela existentes en los EE. UU. y en el extranjero. Se están realizando estudios para determinar cuánto se puede diluir una dosis de vacuna sin comprometer su eficacia.

. . .

La vacuna contra la viruela y la inmunoglobulina vaccinia (VIG) están disponibles solo a través de los CDC y las agencias estatales de salud. La vacuna contra la linfa de ternera es la única que aún está disponible, aunque se está desarrollando una vacuna vaccinia de reemplazo producida a partir de cultivos celulares.

Actualmente, la única vacuna contra la viruela autorizada es Dryvax. Sin embargo, varias otras vacunas están siendo evaluadas en ensayos clínicos. El Instituto Nacional de Alergias y Enfermedades Infecciosas ha otorgado dos contratos a Acambis, Inc., para desarrollar, probar y suministrar a los EE. UU. suficientes dosis de vacuna contra la viruela para manejar un brote potencial en caso de bioterrorismo de viruela.

Algunos estudios sobre las reservas de vacunas estadounidenses existentes indican que la vacuna sería eficaz en diluciones de 1:10. Sin embargo, la aparición de la "toma", una pequeña costra que se forma cuando una vacunación tiene éxito, sería insuficiente a esta dilución para asegurar la erradicación entre una población infectada. Se están realizando más estudios a una dilución de 1:5. La FDA aprobó la vacuna Acambis-Sanofi más nueva (ACAM 2000) en 2008 para reemplazar a Dryvax.

Es poco probable que el gobierno de EE. UU. reinicie un programa de vacunación contra la viruela en el corto plazo, incluso después de obtener suficientes vacunas para inmunizar a todos en el país. Esto se debe a que la vacuna en sí es peligrosa para las personas con trastornos inmunológicos, como el VIH, u otras afecciones inmunocomprometidas, como ciertas formas de cáncer.

La vacuna contra la viruela en realidad contiene partículas virales vivas de vaccinia, un virus similar a la viruela. Este virus generalmente no causa enfermedad en humanos. Sin embargo, la vacunación con esta vacuna podría resultar mortal en una persona con una inmunidad debilitada porque el virus puede propagarse sin control por todo el cuerpo.

Nadie con un sistema inmunitario debilitado debe recibir la vacuna. Las personas con enfermedades de la piel como eccema o dermatitis atópica no deben vacunarse debido al riesgo de reacciones raras, pero potencialmente mortales.

Los sobrevivientes de la viruela pueden experimentar complicaciones graves, como cicatrices profundas en la piel, ceguera, artritis, osteomielitis (infección ósea) e infecciones fetales durante el embarazo, lo que resulta en complicaciones graves adicionales o la muerte del feto. La viruela es una de las enfermedades infecciosas más contagiosas. De los que no están vacunados, la viruela tiene una tasa de mortalidad del 30%.

7

Hantavirus

El término hantavirus representa varios grupos de virus que contienen ARN (que son miembros de la familia de virus Bunyaviridae) que son transportados por roedores y pueden causar infecciones respiratorias graves denominadas síndrome pulmonar por hantavirus (HPS por sus siglas en inglés) y fiebre hemorrágica con síndrome renal (HFRS).

El HPS se encuentra principalmente en las Américas (Canadá, EE. UU., Argentina, Brasil, Chile, Panamá y otros), mientras que la fiebre hemorrágica con síndrome renal (FHSR) se encuentra principalmente en Rusia, China y Corea, pero se puede encontrar en Escandinavia y países occidentales de Europa y ocasionalmente en otras áreas.

Al igual que HPS, HFRS resulta de hantavirus que se transmiten por orina o excrementos de roedores, saliva (mordedura de roedor), por contacto directo con los animales, por polvo en aerosol contaminado con orina o heces de roedores llegando a heridas en la piel humana o en las membranas mucosas de la boca, la nariz o los ojos.

La gran mayoría de las infecciones por HPS y HFRS no se transmiten de persona a persona. Gran parte de lo que se presenta sobre HPS se aplica a HFRS; la principal diferencia es que los síntomas predominantes en las últimas etapas de la enfermedad varían un poco entre las dos enfermedades (líquido pulmonar y dificultad para respirar en HPS y presión arterial baja, fiebre, e insuficiencia renal en HFRS).

HPS es una enfermedad causada por hantavirus que hace que los pulmones humanos se llenen de líquido (edema pulmonar) y causa la muerte en aproximadamente el 38% de todos los pacientes infectados.

Los síntomas y signos de HPS se dividen en etapas tempranas y tardías. Los primeros signos y síntomas de HPS comienzan entre una y cinco semanas después de que la persona entra en contacto con el hantavirus asociado con la orina, las heces o la saliva de los roedores.

Los primeros síntomas son parecidos a los de la gripe, duran de cuatro a 10 días e incluyen fatiga, fiebre, y dolores musculares, especialmente los músculos grandes de las piernas, la espalda y las caderas. Casi todas las personas infectadas desarrollan estos síntomas.

Otros síntomas de HPS que pueden ocurrir en aproximadamente la mitad de los pacientes infectados incluyen dolor abdominal (con náuseas, vómitos y diarrea), dolores de cabeza, escalofríos y mareo.

Los primeros síntomas pueden causar confusión diagnóstica. En 2018, a Kiley Lane, una madre de 27 años que vivía en Nuevo México, se le diagnosticó gripe, pero sus síntomas empeoraron. Le diagnosticaron hantavirus aproximadamente un mes después de su diagnóstico de gripe y murió aproximadamente un mes después de ser diagnosticada la enfermedad.

Los síntomas tardíos de HPS ocurren alrededor de cuatro a 10 días después de los primeros síntomas e incluyen tos, dolor de pecho, y dificultad para respirar que puede volverse severa. Algunas personas infectadas pueden desarrollar fiebre hemorrágica e insuficiencia renal que puede requerir diálisis (HFRS o fiebre hemorrágica con síndrome renal).

La causa del HPS es la infección del paciente por hantavirus.

. . .

Actualmente, se han identificado alrededor de 14 subtipos de hantavirus. Muchos subtipos se han nombrado desde ‘Sin Nombre’ hasta Hantavirus Black Creek, Virus de Seúl y Hantavirus de Nueva York. Algunos investigadores y médicos simplemente los denominan "hantavirus del Nuevo Mundo". El subtipo Sin Nombre ha causado la mayoría de las enfermedades HPS actuales.

Aparentemente, el hantavirus daña las células que componen los capilares de los vasos sanguíneos, lo que hace que pierdan líquidos. Esta fuga de líquido, si es profunda en los pulmones, provoca el síndrome pulmonar potencialmente mortal.

Los hantavirus viven su ciclo de vida en roedores, pero aparentemente no les causan daño pues se multiplican y se eliminan en la orina, las heces y la saliva del roedor. Un estudio reciente en California sugirió que alrededor del 15% de todos los ratones ciervo examinados dieron positivo a hantavirus.

Aunque el ratón ciervo ha sido la fuente de la mayoría de las infecciones por HPS, muchos otros roedores pueden portar un subtipo de virus de hantavirus diferente (por ejemplo, el ratón de patas blancas, la rata algodonera y la rata arrocera).

. . .

El principal factor de riesgo para HPS es la asociación con infestación de roedores, saliva de roedores, orina de roedores, heces o con polvo, suciedad, superficies contaminadas con excrementos de roedores, ya sea por contacto directo o por aerosol; graneros, cobertizos, casas o edificios en los que los roedores (por ejemplo, el ratón ciervo) entran fácilmente. Todos estos son lugares potenciales para que los hantavirus entren en contacto con los humanos.

Las áreas rurales que tienen bosques y campos que pueden soportar una gran población de roedores son áreas que aumentan el riesgo de exposición al hantavirus.

Acampar y caminar en áreas conocidas por tener una alta población de roedores y ocupar áreas donde los roedores pueden buscar refugio aumenta el riesgo.

Trabajar en áreas que pueden ser un refugio para roedores (por ejemplo, espacios angostos, edificios desocupados, sitios de construcción) también puede tener un mayor riesgo de síndrome de hantavirus. El riesgo es mayor en las personas que trabajan en áreas que se sabe que han producido infecciones por el síndrome pulmonar por hantavirus.

No hay evidencia de que el HPS no sea contagioso por contacto de persona a persona en los EE. UU. El virus se transmite de roedores a humanos. Aunque en los brotes parece haber una transferencia de persona a persona, los brotes generalmente se observan entre grupos de personas expuestas a la misma población de roedores infectados, mientras que aquellos con infecciones por hantavirus no los transfieren a otras personas no infectadas.

Según los CDC, en América del Norte, el periodo de incubación (tiempo desde la exposición inicial al virus y el desarrollo de los primeros síntomas) es de una a cinco semanas después de la exposición inicial a la orina, los excrementos o la saliva de roedores infectados. En los brotes de América del Sur, los investigadores estiman que el periodo de incubación varía entre 12 y 27 días.

Una prueba considerada para diagnosticar HPS, es un resultado positivo de prueba serológica, que es evidencia de antígeno viral en tejido por inmunohistoquímica, o la presencia de secuencias de ARN viral amplificables en sangre o tejido, con antecedentes compatibles de HPS, se considera diagnóstico para HPS.

Desafortunadamente, las infecciones por hantavirus pueden provocar HPS. Según los CDC, las infecciones por hantavirus tienen una tasa de mortalidad de alrededor del 38%. En este momento, no existe un tratamiento definitivo para HPS que no sea el reconocimiento temprano de HPS y el apoyo médico posterior (que generalmente consiste en tratamiento médico sintomático y soporte respiratorio o ventilación mecánica).

El CDC sugiere que el tratamiento temprano en una unidad de cuidados intensivos puede permitir que el paciente sobreviva al HPS grave. Experimentalmente, los médicos han administrado el medicamento antiviral, ribavirina (Rebetol, Copegus), a pesar de no haber datos claros que establezcan que el medicamento sea efectivo contra el HPS; sin embargo, su uso al comienzo de la enfermedad sugiere que puede disminuir la enfermedad y las muertes.

No existe una vacuna disponible para proteger contra cualquier hantavirus hasta la fecha. En consecuencia, la mayoría de los pacientes diagnosticados con HPS generalmente son atendidos en alguna unidad de cuidados intensivos por especialistas capacitados en cuidados críticos y, por lo general, en consulta con un médico de enfermedades infecciosas.

Debido a que los pulmones son el órgano más comprometido en estas infecciones, también se suele consultar a un neumólogo. Además, los especialistas a menudo participan para ayudar a localizar la fuente del brote y ayudar al personal de atención médica en el sitio del brote a prevenir más infecciones.

. . .

La principal complicación del HPS es la muerte por insuficiencia respiratoria. Aquellos que sobreviven pueden tardar algunas semanas en recuperarse por completo. Aquellos pacientes que sobreviven no tienen infecciones crónicas ni experimentan otros problemas o complicaciones crónicas.

El pronóstico del HPS es de regular a malo porque actualmente, alrededor del 62 % de los pacientes se recuperan, mientras que alrededor del 38 % mueren. El pronóstico puede ser mejor si el paciente recibe su diagnóstico temprano y recibe apoyo en una unidad de cuidados intensivos en un hospital. Sin embargo, el diagnóstico temprano de HPS es difícil; algunos pacientes no sabían que habían estado expuestos a roedores portadores de hantavirus.

Ya que no hay vacunas disponibles para proteger contra ningún tipo de hantavirus, se recomienda la eliminación o reducción del contacto con cualquier roedor (por ejemplo, en el hogar, lugares de trabajo, campamentos, graneros, cobertizos) al reducir el acceso de roedores o incrementar la protección contra roedores.

Se recomienda sellar huecos y hoyos, mantener las áreas lo más limpias y libres de comida posible ayudará. Si una persona debe entrar en contacto con roedores o áreas donde éstos viven, las precauciones como guantes y máscaras pueden reducir las posibilidades de infección; el tratamiento desinfectante de posibles superficies contaminadas también puede ayudar a prevenir la enfermedad.

No se debe intentar usar una aspiradora o una escoba para eliminar la orina o las heces de roedores; ya que esta acción puede aumentar el riesgo de HPS al generar un aerosol. El riesgo de HPS se puede reducir inactivando los hantavirus en el medio ambiente usando un detergente doméstico y 1½ tazas de cloro por galón de agua para limpiar o rociar el área potencialmente infectada y minimizando el contacto usando guantes y una máscara.

En 1993, los funcionarios de salud notaron el primer brote reconocido de HPS en el área de las "Cuatro Esquinas" de los EE. UU., donde se unen los estados de Arizona, Nuevo México, Colorado y Utah. Dos jóvenes por lo demás sanos, un indio navajo y su prometida, de repente se quedaron sin aliento y murieron.

Esta situación inusual desencadenó una revisión de muertes en los cuatro estados que resultó en la identificación de otros cinco jóvenes que murieron recientemente con problemas respiratorios similares. Durante las próximas semanas, los proveedores de atención médica trataron a más personas en la misma área geográfica con síndromes pulmonares similares.

. . .

Los tejidos de los pacientes afectados se enviaron a los CDC, donde los investigadores buscaron las causas y encontraron un vínculo entre los pacientes: infección con un tipo de hantavirus previamente desconocido. Dado que se sabía que otros hantavirus conocidos (en Asia y Europa) eran transmitidos a las personas por roedores, los investigadores comenzaron a atrapar roedores entre junio y agosto de 1993 para determinar si el virus estaba asociado con los animales.

En noviembre de 1993, un roedor (un ratón ciervo) atrapado por los investigadores de los CDC en una casa donde vivía una persona que desarrolló el síndrome pulmonar produjo el virus previamente desconocido.

Además, los investigadores del ejército pronto aislaron el mismo virus de un paciente infectado que también estuvo expuesto a ratones. Este nuevo hantavirus se denominó primero virus del Cañón del Muerto, luego virus Sin Nombre (SNV) y finalmente simplemente hantavirus. La enfermedad causada por este virus se denominó síndrome pulmonar por hantavirus (HPS).

Investigaciones posteriores sugirieron que otras personas habían muerto a causa de esta infección en el pasado, ya que el tejido de la autopsia contenía el virus. Cuando los investigadores de salud estudiaron las tradiciones médicas de los indios navajos, la cultura médica navajo aparentemente reconoció la enfermedad y la asoció con los ratones.

. . .

El brote de 1993 probablemente ocurrió porque los factores ambientales llevaron a una supervivencia y proliferación favorable de los ratones. La población de ratones era unas diez veces mayor en 1993 que en 1992 en el área de Four Corners.

Un gran brote más reciente de SPH ocurrió en el Parque Nacional Yosemite, California, en 2012. El brote se relacionó con la contaminación por excrementos de ratones ciervo en los campamentos (carpas-cabañas) utilizados por los turistas.

Esta transmisión zoonótica (de animal a persona) probablemente ocurrió con una infestación de roedores aumentada por condiciones favorables de anidación como montones de leña en o cerca de los campamentos. Se produjeron al menos tres muertes y otras siete personas infectadas se recuperaron.

Los signos y síntomas de HPS a medida que se propaga por todo el cuerpo incluyen congestión pulmonar, acumulación de líquido en los pulmones, y dificultad para respirar. Además, algunos hantavirus pueden causar fiebre hemorrágica con síndrome renal (FHSR) a medida que avanza la enfermedad.

. . .

Los médicos generalmente diagnostican las infecciones por HPS en función de los síntomas pulmonares por hantavirus que están asociados con roedores o contacto probable con polvo en el aire contaminado por roedores, y las radiografías de tórax brindan evidencia adicional, pero el diagnóstico definitivo generalmente se realiza en un laboratorio especializado o en los Centros para el Control de Enfermedades de EE. UU. y Prevención (CDC).

No existe un tratamiento específico, una vacuna o una cura para el síndrome pulmonar por hantavirus. Por lo general, el tratamiento se realiza en un centro de cuidados intensivos y, a menudo, requiere asistencia respiratoria (intubación y ventilación mecánica). No existe una vacuna disponible para prevenir la infección por hantavirus o el síndrome pulmonar, ni hay cura para el síndrome pulmonar por hantavirus.

Los factores de riesgo son cualquier asociación con roedores y sus excreciones corporales en el aire. Si una persona con HPS sobrevive, generalmente no hay complicaciones a largo plazo.

La prevención de HPS se centra en evitar la contaminación por roedores.

8

Influenza

La influenza (o gripe) es una afección respiratoria infecciosa causada por los virus de la influenza. La influenza es diferente al resfriado común. A diferencia del resfriado común, la influenza (gripe) puede provocar complicaciones de salud graves, como neumonía, otitis media y la muerte.

Aunque la influenza puede afectar a cualquier persona a cualquier edad en cualquier época del año, circula a niveles más altos y puede causar brotes durante el invierno en el hemisferio norte. Los niños pequeños, las personas mayores y las personas con problemas de salud preexistentes corren mayor riesgo de sufrir complicaciones por la infección de la influenza.

Dentro de los EE. UU. y el Reino Unido, la temporada alta de influenza suele ser entre octubre y abril, mientras que los países a lo largo del ecuador suelen estar en riesgo durante todo el año.

Entre cada 'temporada de gripe', se producen mutaciones sutiles en los virus de la gripe, conocidas como deriva antigénica (leve), que pueden provocar epidemias.

Las pandemias (epidemias globales) pueden ocurrir cuando surge un nuevo subtipo del virus de la influenza (tipo A), que es cuando hay un cambio antigénico importante abrupto en los antígenos del virus, esto se denomina cambio antigénico.

En comparación con las epidemias locales anuales, que son menos graves y tienen un mejor pronóstico debido a mutaciones más leves, las pandemias globales ocurren con cambios masivos en cada subtipo de virus.

Las poblaciones humanas que no han estado expuestas antes a este subtipo son vulnerables a la infección ya que su sistema inmunitario no reconoce el nuevo subtipo. Esto conduce a una propagación más rápida y agresiva de la influenza.

Ejemplos de pandemias globales de influenza incluyen la pandemia de 1918 (virus H1N1), la pandemia de 1957-1958 (virus H2N2), la pandemia de 1968 (virus H3N2) y la pandemia de H1N1 de 2009 (virus H1N1pdm09), que se estima que causó entre 100,000 y 400,000 muertes en todo el mundo tan solo en el primer año.

Los síntomas iniciales de la influenza son similares a los del resfriado común y, a diferencia del resfriado común, que es gradual, la influenza puede surgir con bastante rapidez entre uno y tres días después de la infección y los primeros síntomas suelen ser escalofríos y dolores.

Los síntomas incluyen fiebre (aparición repentina) y escalofríos, tos seca, dolor de garganta y ronquera, dolores y dolores musculares (incluyendo dolor de cabeza y dolor de oído), ojos, cara y boca enrojecidos y llorosos, náuseas (ganas de vomitar) y pérdida del apetito, goteo y congestión nasal; en algunos casos, diarrea o dolores abdominales.

Los síntomas de la influenza son una mezcla de los síntomas de un resfriado común (pero más severo), con los de la neumonía, fatiga y dolor muscular. Por lo general, la tos junto con la fiebre es una buena indicación de la influenza.

En personas sanas, la gripe puede durar hasta 2 semanas y el sistema inmunitario del cuerpo puede combatirla de forma natural. Se estima que entre el 30 y el 50 % de las infecciones por influenza no presentan ningún síntoma.

. . .

Se puede hacer un diagnóstico definitivo mediante el uso de la prueba de ensayo molecular rápido, que puede diagnosticar rápidamente la influenza tomando un hisopo nasal dentro de los primeros cuatro días del inicio de los síntomas. Estos ensayos analizan los antígenos virales (de los virus que se analizan a continuación) y pueden proporcionar resultados en 30 minutos.

La influenza es causada por el virus de la influenza; del cual existen 3 tipos principales que afectan a los humanos: tipos A, B y C. Estos virus se transportan por el aire y, por lo tanto, se propagan en el aire al toser o estornudar; expulsando aproximadamente medio millón de partículas de virus, y con menos frecuencia, el contacto con superficies contaminadas también puede provocar una infección.

La influenza A y B son responsables de la influenza estacional, mientras que la influenza C solo causa síntomas leves. El tipo A también es responsable de las pandemias mundiales más graves.

La gripe A se hospeda principalmente en aves acuáticas silvestres que normalmente causan la "gripe aviar" en las poblaciones de aves silvestres y domésticas, así como la pandemia de influenza humana ocasional.

. . .

Los virus de influenza A se clasifican por subtipo en función de dos proteínas de superficie: hemaglutinina (H) y neuraminidasa (N). Los diferentes tipos de H y N están numerados y hay 18 subtipos H diferentes y 11 subtipos NA diferentes.

Es la combinación de estas proteínas la que identifica a qué subtipo pertenece un virus de influenza A, por ejemplo, H1N1 (gripe española 1918 y 2009) o H5N1 (gripe aviar 2004). La influenza A es propensa a una alta tasa de mutación y es increíblemente diversa genéticamente.

La influenza B solo es casi exclusiva de los humanos. Tiene solo un subtipo y, aunque hay una deriva antigénica que da como resultado diferentes cepas de influenza B, no hay un cambio antigénico, por lo que los humanos suelen tener un mayor nivel de inmunidad desde la infancia. La influenza C también tiene una especie que puede afectar a humanos, perros y cerdos. Por lo general, la influenza C causa infecciones leves en los niños.

Existe un cuarto grupo, el virus de la influenza D, que se identificó en 2011, pero parece estar limitado al ganado vacuno y porcino, aunque existe la preocupación de que pueda convertirse en una amenaza de enfermedad emergente para los trabajadores del ganado en el futuro.

. . .

Una vez que una persona se ha infectado, según el tipo y las propiedades destructivas de la cepa, la infección puede tener lugar en diferentes partes del sistema respiratorio o en otros tejidos. Por lo general, los humanos solo poseen enzimas particulares que pueden permitir que los virus de la influenza se infiltren en las células dentro de la garganta y los pulmones (escisión de la hemaglutinina) y, por lo tanto, no pueden infectar otros tejidos u órganos.

Sin embargo, las cepas más severamente virulentas como H5N1 también pueden unirse a los receptores de manera mucho más profunda dentro de los pulmones y, como tal, pueden causar síntomas más graves, incluida la neumonía, que se 'expulsa' con mayor dificultad, en comparación con los que se unen a las vías respiratorias superiores, que tienden a ser menos graves.

Aquellos a los que se les diagnostica influenza deben aislarse y evitar el contacto cercano con otros en un esfuerzo por limitar la propagación del virus. Las estrategias preventivas básicas, como lavarse las manos con agua tibia y jabón, usar pañuelos desechables al estornudar y sonarse la nariz, así como no acumular pañuelos usados, pueden ser un buen comienzo para limitar la propagación.

El mejor curso de acción para alguien que tiene influenza es descansar, dormir, mantenerse caliente, beber muchos líquidos, tomar medicamentos de venta libre como paracetamol o ibuprofeno para tratar dolores, molestias y síntomas de fiebre.

. . .

También se pueden tomar otras mezclas de medicamentos de venta libre, pero no deben tomarse junto con paracetamol, ya que normalmente lo contienen.

Como la influenza es viral, los antibióticos no tendrán efecto sobre la infección ni alterarán el resultado de ninguna manera, a menos que haya una infección bacteriana secundaria después de la infección por influenza. El único tratamiento real de la influenza son los antivirales, especialmente dentro de las primeras 48 horas de la infección; sin embargo, muchas cepas de virus son resistentes a los antivirales convencionales.

Los principales antivirales utilizados incluyen oseltamivir (75 mg dos veces al día durante 5 días) o zanamivir (10 mg en 2 inhalaciones de 5 mg, dos veces al día durante 5 días).

Estos antivirales también se pueden usar como agentes de quimioprofilaxis para prevenir o reducir la gravedad de la influenza para grupos de alto riesgo.

Las personas sanas pueden combatir la infección de forma natural en un par de semanas, sin embargo, los grupos de alto riesgo, incluidos los niños pequeños, las mujeres embarazadas y los ancianos, pueden recibir antivirales.

. . .

Grupos particulares de personas pueden ser elegibles para la vacuna gratuita contra la gripe en el Reino Unido anualmente en el periodo previo al invierno. Estos incluyen a los mayores de 65 años, las mujeres embarazadas, las personas obesas, los cuidadores y trabajadores domésticos, los niños en edad de asistir a la escuela primaria o los que padecen enfermedades crónicas.

Es importante recalcar que la vacuna contra la gripe no garantiza la protección contra la influenza estacional. Sin embargo, reduce el riesgo de infección y/o complicaciones de la infección en grupos de riesgo.

Es necesario fabricar una nueva vacuna contra la influenza todos los años para cada temporada de influenza en función de las variantes más comunes de ese año o del año anterior debido a las altas tasas de mutación de los virus. También es la razón por la que no se puede garantizar el 100% de la protección.

No autodiagnostiques tu condición. La gripe puede parecerse al resfriado común, pero puede desencadenar un empeoramiento de los síntomas. Cualquier sospecha sobre haber contraído influenza merece el programar una visita con el médico para analizar el tratamiento.

9

Dengue

La fiebre del dengue es una enfermedad causada por cuatro virus del dengue propagados por el mosquito *Aedes aegypti*. Una vez que se contrae uno de los virus del dengue, se desarrolla inmunidad a ese virus por el resto de la vida. Sin embargo, aún se pueden contraer los otros tres virus, por lo que es posible contraer los cuatro virus del dengue en el transcurso de la vida.

Los virus que causan la fiebre del dengue están relacionados con los que causan la fiebre amarilla y la infección por el virus del Nilo Occidental. El Centro para el Control y la Prevención de Enfermedades (CDC) estima que al menos 400 millones de casos de dengue ocurren en todo el mundo cada año.

Las regiones tropicales se ven gravemente afectadas. Las áreas que tienen el mayor riesgo de infección incluyen a

África Sub-sahariana, Centroamérica, México, el Caribe, las Islas del Pacífico, India, Sudamérica, el sudeste de Asia, el sur de China, Taiwán y partes del norte de Australia.

Muy pocos casos ocurren en los Estados Unidos. La mayoría de los casos diagnosticados ocurren en personas que contrajeron el virus mientras viajaban al extranjero. Sin embargo, el riesgo de infección está aumentando para los residentes de Hawái, Florida y Texas cerca de la frontera con México.

La fiebre del dengue se transmite a través de la picadura de un mosquito que alberga el virus del dengue. La transmisión de persona a persona no ocurre. Sin embargo, una persona embarazada con dengue puede transmitir la enfermedad a su hijo.

Si se desarrolla la fiebre del dengue, los síntomas generalmente comienzan entre 4 y 10 días después de la infección inicial. En muchos casos, los síntomas serán leves. Pueden confundirse con síntomas de gripe u otra infección.

Los niños pequeños y las personas que nunca han experimentado una infección pueden tener una enfermedad más leve que los niños mayores y los adultos. Los síntomas comunes generalmente duran de 2 a 7 días y pueden incluir fiebre alta repentina (hasta 106 °F o 41 °C), dolor de cabeza intenso, glándulas linfáticas inflamadas, dolores articulares y musculares severos y erupción cutánea (que aparece entre 2 y 5 días después de la fiebre inicial).

Los síntomas del dengue grave pueden incluir dolor de vientre y sensibilidad, vómitos leves a severos (tres veces en 24 horas), sangrado leve de la nariz o las encías, vómitos con sangre o sangre en las heces, fatiga, inquietud o irritabilidad.

Los médicos usan análisis de sangre para verificar si hay anticuerpos contra el virus del dengue o la presencia de una infección. Un médico puede usar una prueba virológica o una prueba serológica. La prueba virológica analiza directamente los elementos del virus y a menudo requiere equipo especializado y personal técnicamente capacitado, por lo que es posible que este tipo de prueba no esté disponible en todas las instalaciones médicas. Por otro lado, la prueba serológica detecta anticuerpos en la sangre para confirmar una infección actual o reciente.

No hay ningún medicamento o tratamiento hecho específicamente para la infección por dengue. Se usan analgésicos de venta libre para reducir la fiebre, el dolor de cabeza y el dolor en las articulaciones. Sin embargo, se deben evitar la aspirina y el ibuprofeno, ya que pueden causar más sangrado.

A la persona infectada se le realizará un examen médico y deberá descansar y beber muchos líquidos. Si ésta se siente peor después de las primeras 24 horas de la enfermedad, una vez que la fiebre haya bajado, debe ser llevada al hospital lo antes posible para verificar si hay complicaciones.

Un pequeño porcentaje de personas que tienen dengue pueden desarrollar una forma más grave de enfermedad conocida como dengue hemorrágico. Los factores de riesgo para desarrollar fiebre hemorrágica del dengue incluyen tener anticuerpos contra el virus del dengue de una infección previa y un sistema inmunológico debilitado.

Esta rara forma de la enfermedad se caracteriza por fiebre alta, daño al sistema linfático, daño a los vasos sanguíneos, sangrado de la nariz, sangrado debajo de la piel, hemorragia interna, sangrado de las encías, agrandamiento del hígado y falla del sistema circulatorio.

Los síntomas de la fiebre hemorrágica del dengue pueden desencadenar el síndrome de shock del dengue, que también se caracteriza por presión arterial baja, pulso débil, piel fría y húmeda e inquietud. El síndrome de shock por dengue es grave y puede provocar un sangrado excesivo e incluso la muerte.

Ahora hay una nueva vacuna contra el dengue llamada Dengvaxia que fue aprobada por la Administración de Alimentos y Medicamentos (FDA) en 2019. Está disponible en algunos países y requiere tres dosis separadas por 6 meses.

Los mosquitos se infectan con el virus del dengue cuando pican a personas con sangre infectada y luego lo propagan cuando pican a otra persona. La mayoría de los casos de dengue ocurren cuando un mosquito pica a alguien, pero las personas pueden contraer el virus si están expuestas a sangre infectada.

La fiebre del dengue rara vez causa la muerte. Sin embargo, como se ha dicho, la infección puede progresar a una afección más grave conocida como dengue grave o fiebre hemorrágica del dengue. La fiebre hemorrágica del dengue puede ocurrir cuando alguien es picado por un mosquito infectado o expuesto a sangre infectada. Los mosquitos son la causa más común.

Una persona puede sentir que se está recuperando de la fiebre del dengue y luego, de repente, desarrollar síntomas nuevos y graves. Estos podrían ser síntomas del dengue hemorrágico.

Los médicos generalmente diagnostican el tipo de virus del dengue y luego comienzan a buscar signos de fiebre hemorrágica del dengue. Se pueden realizar procesos como el control de la presión arterial, el examen de la piel, ojos y glándulas, el realizar análisis de sangre y estudios de coagulación, así como tomas de radiografía de tórax.

. . .

Además de realizar estas pruebas, se pueden hacer preguntas sobre el historial médico personal y familiar. Es posible que se realicen preguntas sobre el estilo de vida y viajes recientes, además de esfuerzos por descartar otras afecciones, como la malaria, que son comunes en las regiones tropicales.

Los casos graves de fiebre hemorrágica pueden necesitar tratamientos de emergencia como medicamentos de venta libre o recetados para controlar el dolor, terapia de electrolitos, transfusiones de sangre, control cuidadoso de la presión arterial, terapia de oxígeno y observación de enfermería especializada.

También se puede recibir hidratación por vía intravenosa. Sin embargo, en el caso del dengue grave, demasiado líquido intravenoso puede provocar un "tercer espacio", en el que los líquidos se escapan de los vasos sanguíneos.

Todos estos métodos están destinados a controlar y aliviar los síntomas mientras ayudan al cuerpo a sanar de forma natural.

Los médicos continuarán monitoreando la respuesta del cuerpo. La fiebre del dengue grave suele ser más difícil de tratar porque los síntomas son peores y aparecen con mayor rapidez.

. . .

Las complicaciones de la fiebre hemorrágica del dengue grave o aguda pueden incluir convulsiones, daño cerebral, coágulos de sangre, daño al hígado y los pulmones, daño al corazón, conmoción y muerte. El tratamiento oportuno puede ayudar a prevenir complicaciones, pero no existen medicamentos antivirales para la infección por el virus del dengue.

El pronóstico para la fiebre hemorrágica del dengue depende de qué tan temprano se detecte la afección. Las personas que reciben atención en las primeras etapas de la infección por dengue a menudo se recuperan. Según los Centros para el Control y la Prevención de Enfermedades (CDC), esto generalmente ocurre dentro de una semana.

El mejor método de protección es evitar las picaduras de mosquitos y reducir la población de mosquitos. Al encontrarse en un área de alto riesgo, se debe hacer lo siguiente: evitar las zonas residenciales densamente pobladas, usar repelente de mosquitos en interiores y exteriores, usar camisas de manga larga y pantalones metidos en los calcetines y usar aire acondicionado en lugar de abrir las ventanas.

También es conveniente asegurarse de que los mosquiteros de puertas y ventanas estén seguros y de que se hayan reparado todos los agujeros, además de usar mosquiteros si las áreas para dormir no están protegidas.

Reducir la población de mosquitos implica deshacerse de las áreas de reproducción de mosquitos. Estas áreas incluyen cualquier lugar donde se pueda acumular agua estancada, como bebederos para pájaros, platos para mascotas, macetas vacías, latas o cualquier recipiente vacío. Estas áreas deben revisarse, vaciarse o cambiarse periódicamente.

10

Zika

El Zika es un virus que se transmite principalmente por la picadura de un mosquito infectado, aunque son posibles otras vías de infección. El virus recibió su nombre en 1947 cuando los científicos que vigilaban el bosque Zika de Uganda en busca de fiebre amarilla (una enfermedad viral diferente) aislaron el virus en muestras tomadas de un mono rhesus.

Al año siguiente, el virus se recuperó de un mosquito. En 1952, se notificaron los primeros casos humanos en Uganda y la República Unida de Tanzania. Se han documentado brotes de Zika en las Américas, África, Asia y las Islas del Pacífico.

El primer brote en las Américas ocurrió en 2015, cuando el virus se propagó por América Latina y Centroamérica. En julio de 2016, el primer brote en los Estados Unidos continentales se rastreó hasta el condado de Miami-Dade, Florida.

Los Centros para el Control y la Prevención de Enfermedades (CDC) tienen un mapa mundial actualizado que muestra las áreas con transmisión activa de Zika. Según los CDC, muchas personas infectadas con el virus Zika tendrán síntomas leves o ninguno. Por lo general, las personas no se enferman lo suficiente como para requerir hospitalización y los síntomas duran hasta una semana.

Sin embargo, para las mujeres embarazadas, una infección por Zika es extremadamente preocupante, ya que puede causar defectos de nacimiento. Según un informe de los CDC, casi uno de cada siete bebés nacidos de mujeres infectadas con Zika durante el embarazo tuvo problemas de salud, como cabeza pequeña, daño cerebral y problemas de visión o audición. La investigación sugiere que el virus también puede estar relacionado con el síndrome de Guillain-Barré (GBS), una afección neurológica rara pero grave caracterizada por debilidad generalizada.

Solo alrededor de una quinta parte de las personas infectadas con Zika tienen signos o síntomas. Como resultado, muchas personas no se dan cuenta de que están infectadas. Cuando alguien desarrolla síntomas, por lo general ocurre dentro de la semana posterior a la picadura de un mosquito infectado.

. . .

Los síntomas del Zika pueden incluir: fiebre, erupción cutánea, conjuntivitis (ojo rosado), dolor articular o muscular y dolor de cabeza. Por lo general, estos síntomas son leves y duran alrededor de una semana.

El virus Zika se transmite principalmente a través de las picaduras de mosquitos Aedes infectados (incluidas las especies Aedes aegypti y Aedes albopictus). Este tipo de mosquitos atacan frecuentemente durante el día, pero también pican durante la noche. Por lo general, ponen huevos cerca del agua estancada y pueden sobrevivir tanto en interiores como en exteriores. Son los mismos mosquitos que transmiten los virus que causan el dengue, el chikungunya y la fiebre amarilla.

Los mosquitos se infectan cuando se alimentan de alguien que ya tiene el virus y lo transmiten a otras personas a través de sus picaduras. Hay otras formas menos comunes en las que se puede propagar el virus del Zika. Algunos de estos modos de transmisión informados no han sido confirmados o requieren más investigación.

El zika se puede transmitir de una madre a su bebé durante el embarazo o alrededor del momento del parto. También se ha encontrado en la leche materna y ha habido informes de infección en bebés amamantados. Pero no se han informado casos de bebés que hayan desarrollado problemas de salud relacionados con la lactancia de una mujer con el virus Zika.

Ha habido informes en Brasil de una posible transmisión del virus Zika por transfusión de sangre, según los CDC, pero no ha habido casos confirmados relacionados con transfusiones.

Los funcionarios de salud han confirmado que el virus Zika puede transmitirse sexualmente a través del sexo vaginal, anal y oral sin protección.

El virus permanece activo en el semen por más tiempo que en otros fluidos corporales como la sangre y la orina.

Una persona infectada puede propagar el virus antes de que desarrolle síntomas o después de que estos desaparezcan, lo que se conoce como transmisión asintomática. Ha habido algunos informes de infecciones por el virus del Zika adquiridas en entornos de laboratorio.

De acuerdo con los CDC, no ha habido informes de mascotas u otros animales que se enfermen con el virus del Zika o que lo transmitan a los humanos, pero un estudio reciente encontró que la infección materna por el virus del Zika en primates no humanos está asociada con abortos espontáneos y mortinatos.

. . .

La infección por el virus Zika se puede detectar a través de un análisis de sangre o de orina. Hay pruebas disponibles para detectar la presencia del virus en el cuerpo o pruebas serológicas que buscan anticuerpos que el cuerpo produce para combatir infecciones (aunque esta prueba no es tan precisa, la misma prueba puede detectar virus como el chikungunya y el dengue).

Por lo general, se recomienda hacerse la prueba del zika si una persona muestra síntomas después de haber estado en un área de alto riesgo o de haber tenido relaciones sexuales sin protección con una pareja que ha estado en un área donde el zika es común.

Las mujeres embarazadas que puedan haber estado expuestas al Zika deben hacerse la prueba. Su médico también querrá realizar una prueba de infección si una ecografía fetal muestra posibles anomalías asociadas con el zika.

Muchas personas infectadas con el virus no presentan signos o solo desarrollan síntomas leves, por lo que la infección puede pasar desapercibida. Se estima que alrededor del 80 por ciento de las personas que contraen el virus Zika nunca tienen síntomas. Cuando se presentan síntomas, por lo general son leves. Es muy inusual que el Zika requiera hospitalización o provoque la muerte.

. . .

La microcefalia es un defecto congénito en el que los bebés nacen con cabezas anormalmente pequeñas porque el cerebro no se ha desarrollado correctamente o ha dejado de crecer. El pronóstico para los bebés que nacen con microcefalia como resultado de haber sido infectados con Zika en el útero no está claro. Un informe publicado en *Pediatric Infectious Disease Journal* en 2017 estimó la tasa de mortalidad de los casos confirmados de microcefalia en un 8,3 %.

Un estudio de 1450 bebés que usó datos del Registro de bebés y embarazos con zika de EE.UU. informó que el 14 % de los niños de 1 año que estuvieron expuestos al virus del Zika en el útero tenían problemas de salud potencialmente relacionados con la exposición, que incluían defectos de nacimiento o anomalías del desarrollo neurológico.

Aproximadamente una de cada cinco personas presenta síntomas cuando se infecta con Zika, y los síntomas generalmente duran de dos a siete días. No existe una vacuna para el zika, y el tratamiento de la infección viral generalmente implica controlar los síntomas porque no hay terapias antivirales comprobadas disponibles.

Para aliviar los síntomas del virus, los CDC recomiendan que se beban muchos líquidos para evitar la deshidratación, descansar lo suficiente, tomar acetaminofén para reducir el dolor y la fiebre, no tomar aspirina, ibuprofeno ni ningún medicamento antiinflamatorio no esteroideo (AINE) sin hablar con el médico.

Es posible que veas una variedad de hierbas o productos naturales promocionados como una forma de prevenir o tratar el virus Zika. Según los CDC, no hay evidencia creíble de que alguno de estos productos pueda usarse para prevenir o tratar el virus.

Hay varias formas de prevenir el virus del Zika como, por ejemplo, usar un buen repelente de insectos, usar pantalones largos y camisas de manga larga, encontrar alojamiento con aire acondicionado o mallas para mantener afuera a los mosquitos y tratar la ropa con el insecticida permetrina.

También se recomienda dormir bajo un mosquitero si se duerme al aire libre, cubrir la cuna, el cochecito o el porta-bebés de un bebé con mosquitero y retirar el agua estancada que pueda acumularse en lugares como macetas, baldes, bebederos para pájaros o contenedores de basura.

Dado que el Zika se puede transmitir a través del sexo, el uso de condones puede reducir el riesgo de infección. El zika puede ser transmitido sexualmente por alguien que no tiene síntomas, así que es importante considerar si una pareja sexual ha vivido o viajado a un lugar con alto riesgo de Zika. Las mujeres embarazadas o que intentan quedar embarazadas deben considerar evitar viajar a áreas con riesgo de zika.

Aunque la mayoría de las personas se recuperan del zika en una semana, puede haber complicaciones graves relacionadas con el virus. Las mujeres embarazadas deben tomar precauciones especiales para protegerse, ya que la infección por el virus del Zika se ha relacionado con abortos espontáneos y anomalías congénitas.

El CDC recomienda que las mujeres embarazadas o que intentan quedar embarazadas consideren posponer los viajes a áreas donde el zika es una preocupación. Si las futuras madres deben viajar, deben hablar con su médico con anticipación y elaborar una estrategia para prevenir la exposición a los mosquitos y practicar sexo seguro.

Las mujeres embarazadas que regresan de un área con riesgo de zika deben comunicarse con su médico de inmediato si presentan algún síntoma.

Los CDC aconsejan a los hombres que planean concebir que no tengan relaciones sexuales sin protección durante al menos tres meses después de cualquier posible exposición o síntomas del Zika, ya que el virus puede sobrevivir en el semen durante un periodo prolongado.

. . .

La infección por Zika durante el embarazo se ha relacionado con la microcefalia. La afección puede ser evidente al nacer o desarrollarse en los primeros años de vida de un niño. La microcefalia a menudo conduce a retrasos en el desarrollo y discapacidades intelectuales.

También se ha relacionado con convulsiones, problemas de movimiento y equilibrio, pérdida de audición, problemas de visión y dificultad para tragar. Los casos graves pueden poner en peligro la vida.

Una epidemia de virus Zika en 2015 en el noreste de Brasil fue seguida por un aumento en los casos informados de microcefalia. Los estudios han sugerido una fuerte asociación entre la microcefalia y la infección por el virus del Zika.

Varios países han informado aumentos en los casos de síndrome de Guillain-Barré (GBS) luego de los brotes de Zika.

El síndrome de Guillain-Barré es un trastorno grave en el que el sistema inmunitario daña el revestimiento de las células nerviosas, lo que provoca debilidad muscular y, a veces, parálisis.

Es raro, pero generalmente ocurre después de una enfermedad viral respiratoria o gastrointestinal, con uno o dos casos diagnosticados cada año por cada 100,000 personas en los Estados Unidos.

Las investigaciones sugieren que el síndrome de Guillain-Barré está fuertemente asociado con el Zika, pero solo un pequeño porcentaje de personas con infección por el virus del Zika contraen GBS. El CDC continúa investigando el posible vínculo.

En 2020, se informaron tres casos de enfermedad por el virus del Zika en los Estados Unidos; cada uno de esos casos eran viajeros que regresaban de áreas infectadas. Se informaron 48 casos de enfermedad por el virus del Zika en los territorios de los EE.UU. (Puerto Rico fue el único territorio con casos informados) y se supuso que todos esos casos se adquirieron por transmisión local transmitida por mosquitos.

En comparación, en 2016 se informaron 5,168 casos del virus Zika en los EE. UU., 224 de ellos a través de mosquitos locales. Hubo 36,512 casos en los territorios de los EE. UU., y casi todos ellos por transmisión local transmitida por mosquitos. Ese número incluía 35,395 casos en Puerto Rico, 986 casos en las Islas Vírgenes y 131 casos en Samoa Americana.

. . .

En febrero de 2016, la Organización Mundial de la Salud (OMS) declaró el Zika una emergencia de salud pública y lanzó un esfuerzo mundial para coordinar el desarrollo de vacunas y tratamientos.

En junio de 2018, los investigadores construyeron la estructura más detallada del virus del Zika hasta el momento, lo que podría ayudar en el desarrollo de futuras vacunas o medicamentos.

Los investigadores también están explorando formas en que el virus Zika podría usarse para tratar ciertos tipos de cáncer, como el neuroblastoma, una forma común de cáncer infantil, al atacar las células cancerosas.

11

Fiebre amarilla

La fiebre amarilla es una afección hemorrágica que puede provocar fiebre alta, sangrado en la piel y muerte celular en el hígado y los riñones. Si mueren suficientes células hepáticas, se produce un daño hepático que provoca ictericia, una afección en la que la piel adquiere un color amarillento. La fiebre amarilla recibe su nombre de los síntomas de la ictericia.

Es una enfermedad sistémica aguda, lo que significa que comienza repentinamente y afecta a todo el cuerpo. El Flavivirus causa la fiebre amarilla. El virus es transmitido por mosquitos, principalmente las especies Aedes y Haemogogus.

Es más probable que ocurra en partes tropicales y subtropicales de América del Sur, partes del Caribe y África. Rara vez afecta a los viajeros. La Organización Mundial de la

Salud (OMS) estima que en 2013 hubo entre 84 000 casos graves de fiebre amarilla y entre 29,000 y 60,000 muertes. Alrededor del 90 por ciento de todos los casos ocurren en África.

La fiebre amarilla es transmitida por mosquitos, puede causar fiebre alta y daño a los órganos, y puede ser fatal. No existe un tratamiento específico, por lo que las personas recibirán atención de apoyo y los viajeros a las áreas afectadas deben verificar si necesitan una vacuna antes de viajar. Algunos países no permitirán que un viajero ingrese sin un certificado de vacunación.

Los mosquitos propagan la fiebre amarilla. Puede afectar a monos y humanos. Si un mosquito pica a un mono que tiene fiebre, éste la puede pasar a los humanos, lo que puede conducir a brotes. La fiebre amarilla puede ocurrir en asentamientos cercanos a la selva, donde viven monos y mosquitos infectados, y puede propagarse desde allí.

Después de tenerlo una vez, una persona generalmente es inmune, lo que significa que es poco probable que vuelva a tenerlo. La mayoría de las personas con fiebre amarilla no desarrollan síntomas o los síntomas son muy leves.

La fiebre amarilla tiene un período de incubación de entre 3 y 6 días, por lo que los signos y síntomas tardan de 3 a 6 días en aparecer después de que una persona se infecta. La enfermedad no puede propagarse entre humanos. Solo los mosquitos portadores de infecciones transmiten la enfermedad a los humanos.

Los principales síntomas de la fiebre amarilla son fiebre alta, pulso lento, albuminuria, ictericia, congestión de la cara y hemorragia o sangrado.

Los signos y síntomas se clasifican en dos etapas: en la etapa aguda temprana, el individuo puede experimentar músculos doloridos, particularmente en la espalda y las rodillas, fiebre alta, mareo, dolor de cabeza, pérdida de apetito, náusea, escalofríos y vómitos.

Estos síntomas suelen desaparecer en 7 a 10 días. Estos síntomas generalmente mejoran después de unos días, pero alrededor del 15 por ciento de las personas entran en una segunda etapa o etapa tóxica.

Los síntomas para esta etapa son más graves y pueden poner en peligro la vida. Éstas incluyen fiebre recurrente, dolor abdominal, vómitos (a veces con sangre), cansancio, lentitud, letargo, ictericia (que le da a la piel y al blanco de los ojos un tinte amarillo), insuficiencia renal, insuficiencia hepática, hemorragias, delirio, convulsiones y, a veces, coma, arritmias o latidos cardíacos irregulares, así como sangrado de la nariz, la boca y los ojos.

. . .

Entre el 20 y el 50 por ciento de las personas que desarrollan síntomas de la etapa tóxica mueren en dos semanas. Dentro de 7 a 10 días, la fiebre amarilla es fatal en aproximadamente la mitad de todas las personas que entran en la fase tóxica. Los que se recuperan generalmente no tienen ningún daño en los órganos y son inmunes de por vida.

Los mosquitos también pueden contraer la fiebre amarilla de los monos que habitan en el dosel de la selva o de humanos infectados. Además de los mosquitos, los únicos otros huéspedes conocidos del virus son los primates y los humanos.

Se cree que el flavivirus es endémico entre los monos que viven en las copas de los árboles de la jungla, conocidos como el dosel de la jungla, en muchas partes de África y las Américas. Cualquiera que viaje a un área donde está presente el virus de la fiebre amarilla corre el riesgo de infectarse.

Estas áreas incluyen partes de África, especialmente el África subsahariana, América del Sur tropical y algunas partes del Caribe. Los viajeros deben verificar si el área que visitan requiere una vacunación. Una vacuna contra la fiebre amarilla tomada de 10 a 14 días antes de viajar proporciona una protección eficaz contra la enfermedad.

El diagnóstico se confirmará después de que el médico detecte los signos y síntomas y realice un análisis de sangre.

Es necesario un análisis de sangre porque otras enfermedades tienen signos y síntomas similares. Éstas incluyen, dengue, leptospirosis, malaria, envenenamiento, tifoidea, hepatitis viral y algunas otras fiebres hemorrágicas virales.

Un análisis de sangre puede revelar el virus o puede detectar anticuerpos que el cuerpo produce cuando el virus ingresa al cuerpo. Un análisis de sangre también puede revelar una disminución de los glóbulos blancos o leucopenia, otro signo de infección.

Los análisis de sangre utilizados son un ensayo inmunoabsorbente ligado a enzimas (ELISA) y una reacción en cadena de la polimerasa (PCR). Los resultados de la prueba pueden tardar varios días.

No existe un medicamento antiviral eficaz para tratar la fiebre amarilla, por lo que el tratamiento consiste en atención de apoyo en un hospital. Esto incluye proporcionar líquidos, oxígeno, asegurarse de que la presión arterial sea adecuada, reemplazar la sangre perdida, diálisis renal si hay insuficiencia renal y tratar cualquier infección secundaria.

Algunos pacientes pueden recibir una transfusión de plasma para reemplazar las proteínas que ayudan con la coagulación.

. . .

El paciente debe mantenerse alejado de los mosquitos. Si un mosquito pica al paciente, se infectará y luego transmitirá la enfermedad a otras personas.

No se deben usar aspirina ni medicamentos antiinflamatorios no esteroideos (AINE) debido al riesgo de sangrado. En 2014, un estudio publicado en la revista *PLOS Neglected Tropical Diseases* informó que los cambios en los glóbulos blancos podrían indicar una señal temprana de fiebre amarilla fatal.

Esto, dicen los científicos, podría conducir a un mejor diagnóstico y tratamiento.

En el pasado, la fiebre amarilla devastó comunidades, incluidas las de los Estados Unidos (EE.UU.) y Europa.

A mediados del siglo XX, los científicos desarrollaron una vacuna segura y eficaz que previene la fiebre amarilla.

La vacuna contra la fiebre amarilla protege contra la fiebre amarilla durante al menos 10 años y debe administrarse antes de visitar por primera vez una región en la que alguien pueda contraer la enfermedad. Cualquier persona que viaje a un área donde se sabe que existe la fiebre amarilla debe informarse sobre la vacunación al menos 10 a 14 días antes de la salida.

. . .

Algunos países pueden exigir un certificado de vacunación válido antes de que una persona pueda ingresar. Una sola dosis de vacuna proporciona al menos 10 años de protección de fuente confiable y la persona puede estar protegida de por vida.

Los efectos secundarios de la vacuna pueden incluir dolores de cabeza, fiebres de bajo grado, dolor muscular, cansancio, dolor en el lugar de la inyección y en casos muy raros, los bebés y las personas mayores pueden desarrollar reacciones más graves, como encefalitis.

La vacuna se considera segura para pacientes de entre 9 meses y 60 años. No se recomienda la vacunación para niños menores de 9 meses en los Estados Unidos (EE.UU.), a menos que el riesgo de fiebre amarilla sea inevitable; mujeres embarazadas, a menos que el riesgo sea inevitable; madres lactantes, personas que son alérgicas a los huevos; personas con sistemas inmunitarios debilitados, a menos que el riesgo de fiebre amarilla sea inevitable, incluidas las personas con VIH o las personas que reciben quimioterapia y radioterapia.

Cualquier paciente mayor de 60 años debe discutir si debe vacunarse con un médico. Es importante que los viajeros se vacunen, para aumentar su protección y evitar contagiar la enfermedad a otros. Algunas autoridades de inmigración no permitirán que los viajeros ingresen a un país sin un certificado de vacunación válido.

Después de 30 días, el 99 por ciento de las fuentes confiables que reciben la vacuna tienen una protección completa.

Para reducir la exposición a los mosquitos, los expertos aconsejan siempre que sea posible, evitar las actividades al aire libre durante el amanecer, el anochecer y las primeras horas de la noche, cuando los mosquitos son más frecuentes.

Cubrir la piel tanto como sea posible, usando camisas de manga larga y pantalones largos en las áreas donde haya mosquitos. Quedarse adentro en lugares que tengan aire acondicionado y buena protección, como mosquiteros en las ventanas y aplicar repelente de mosquitos que contenga permetrina a la ropa, los zapatos, el equipo de campamento y los mosquiteros, pero no directamente sobre la piel.

Los repelentes para la piel que contienen DEET o picaridina brindan protección contra los mosquitos por más tiempo que otros productos.

Cuanto mayor sea la concentración, más durará. No se recomienda usar DEET en las manos de niños pequeños o bebés menores de 2 meses. En su lugar, se recomienda cubrir los cochecitos con mosquiteros cuando estén al aire libre.

. . .

Los Centros para el Control y la Prevención de Enfermedades (CDC) dicen que el aceite de eucalipto limón ofrece la misma protección que el DEET cuando se usa en las mismas concentraciones. Sin embargo, no es adecuado para niños menores de 3 años.

La mayoría de las personas no desarrollan síntomas, pero quienes sí los presentan pueden experimentar debilidad y cansancio durante varios meses. Entre aquellos que desarrollan síntomas graves, la tasa de mortalidad es de entre el 20 y el 50 por ciento.

12

Virus Bourbon

El virus Bourbon es un virus de ARN recientemente descubierto que causa enfermedades graves en los seres humanos. La garrapata Lone Star transmite el virus Bourbon en el sur de los EE.UU. y el Medio Oeste. El virus Bourbon es poco común y no está claro con qué frecuencia las garrapatas pueden portarlo o transmitirlo a los humanos.

Los casos que se han notificado de infección por el virus Bourbon han sido graves y progresivos, llegando en ocasiones a la muerte. Las pruebas para el virus Bourbon solo están disponibles en laboratorios especializados como el de los Centros para el Control y la Prevención de Enfermedades (CDC) de EE.UU. Es probable que no se informe porque las pruebas no están comúnmente disponibles al momento.

. . .

Tanto el número de garrapatas como las enfermedades transmitidas por garrapatas van en aumento.

Las garrapatas pueden transmitir muchos tipos de enfermedades según la especie de garrapata y la ubicación geográfica.

De los virus del género Thogotovirus (familia Orthomyxoviridae), que se sabe que causan enfermedades humanas, el virus Bourbon es el descubierto más recientemente. El virus Bourbon obtuvo su nombre del lugar donde se descubrió el primer caso humano. En 2014, un hombre se enfermó gravemente en el condado de Bourbon, Kansas, varios días después de trabajar al aire libre y encontrar varias garrapatas hinchadas adheridas a él.

Múltiples pruebas de causas bacterianas y virales no detectaron la causa de la enfermedad. Después de una enfermedad de 11 días durante la cual continuó con fiebre, desarrolló una falla multiorgánica y murió.

El CDC realizó una prueba de reacción en cadena de la polimerasa con transcriptasa inversa (RT-PCR) en muestras de su sangre, buscando inicialmente el virus Heartland. En cambio, los CDC descubrieron un nuevo virus de ARN y un análisis posterior confirmó que pertenecía al género Thogotovirus. El virus Bourbon es el único de los tres virus de este tipo (incluidos los virus Thogoto y Dhori) que se encuentra en los Estados Unidos. Los otros fueron encontrados en Nigeria.

Se han realizado pruebas de vigilancia de garrapatas desde 2015 en los condados de Bourbon y Linn después de que se descubrió el nuevo virus.

La mayoría de las garrapatas recolectadas han sido garrapatas de cuerpo blando de la especie *Amblyomma americanum* (también llamada garrapata Lone Star), que se encontró que portaba tanto el virus Heartland como el virus Bourbon.

Todavía no está claro con qué frecuencia la especie de garrapata adquiere o transmite el virus Bourbon. Solo se han informado unos pocos casos de la enfermedad del virus Bourbon desde 2015 en el sur y el medio oeste de los EE.UU.

Además de los virus Heartland y Bourbon, la garrapata Lone Star puede portar y transmitir el virus Powassan, que causa una encefalitis grave. Su área de distribución se encuentra principalmente en el sureste de los EE.UU., pero se puede encontrar en el noreste y el medio oeste.

. . .

La garrapata Lone Star también puede transmitir la enfermedad del sarpullido asociada a la garrapata del sur (STARI) y la erliquiosis. También está asociado con la alergia a la carne (síndrome alfa gal) que provoca reacciones leves a graves (incluida la anafilaxia) después de comer carne roja.

La fiebre no se considera médicamente significativa hasta que la temperatura corporal supera los 100,4 F (38°C), que es la temperatura que los profesionales médicos consideran fiebre.

Cualquier cosa por encima de lo normal, pero por debajo de los 38 grados, se considera fiebre baja.

La fiebre sirve como una de las defensas naturales del cuerpo para combatir infecciones contra bacterias y virus que no pueden vivir a temperaturas más altas. Por esa razón, las fiebres leves normalmente no deben tratarse, a menos que vayan acompañadas de síntomas o signos preocupantes.

La picadura de la garrapata Lone Star (*Amblyomma americanum*) transmite el virus. Por lo tanto, los factores de riesgo para la enfermedad por el virus Bourbon incluyen actividades que aumentan el riesgo de picaduras de garrapatas de esta especie de garrapata.

. . .

La garrapata Lone Star habita en el sureste de los EE.UU. y el medio oeste, pero se está extendiendo hacia el norte y el oeste.

Los investigadores no saben si el virus Bourbon se propaga a través de esta garrapata en otras áreas o por medio de otros insectos.

Los factores de riesgo para las picaduras de garrapatas Lone Star incluyen excursiones o caminatas en áreas boscosas y cubiertas de hierba. A diferencia de otras enfermedades transmitidas por garrapatas, no se sabe cuánto tiempo debe permanecer adherida la garrapata para transmitir el virus Bourbon.

La enfermedad del virus Bourbon no parece propagarse de persona a persona o de un animal a un ser humano.

Se desconoce el periodo de incubación de la enfermedad por el virus Bourbon, pero al menos dos casos han descrito picaduras de garrapatas dentro de los 3 días posteriores al desarrollo de los síntomas. No se sabe si el virus puede haber sido transmitido por otras picaduras de garrapatas antes que estas.

. . .

Se sabe muy poco sobre la enfermedad del virus Bourbon.

Según los pocos casos informados hasta ahora, los síntomas y signos incluyen fiebre, fatiga extrema, sarpullido de color rosa pálido, náuseas, vómitos, dolor de cabeza intenso y dolores corporales. Los hallazgos de laboratorio incluyen recuento bajo de glóbulos blancos (leucopenia), recuento bajo de plaquetas (trombocitopenia) y elevación de las pruebas de enzimas hepáticas.

El CDC puede analizar el material genético del virus Bourbon utilizando técnicas de PCR. Los especialistas en emergencias, los especialistas en medicina interna (incluidos los especialistas en cuidados intensivos y medicina hospitalaria), los pediatras y los especialistas en enfermedades infecciosas tienen más probabilidades de desempeñar un papel en el manejo de un caso de enfermedad por el virus Bourbon en el hospital.

Actualmente no existe un medicamento antiviral recomendado para este virus, y los antibióticos no son útiles para tratar los virus. El tratamiento de la enfermedad por el virus de Bourbon se centra en la atención de apoyo, que trata los síntomas de la enfermedad a medida que avanza.

. . .

Un paciente puede necesitar cuidados intensivos en una unidad de cuidados intensivos, incluido el apoyo respiratorio y de otro tipo.

Los estudios de la infección por el virus Bourbon en ratones sugieren un posible papel de la inmunidad deficiente a las infecciones virales en la causa de la enfermedad. Se descubrió que el tratamiento de ratones con alfa-interferón, así como los medicamentos antivirales utilizados para tratar otros virus de ARN, reducen de manera efectiva la replicación viral.

Se probaron ribavirina y favipiravir (T-705; 6-fluoro-3-hidroxi-2-pirazinacarboxamida). Si bien la ribavirina y el interferón alfa son medicamentos disponibles comercialmente, el favipiravir es un medicamento en investigación que se ha mostrado prometedor contra la influenza y algunos virus de la fiebre hemorrágica.

Es posible que uno o más de estos medicamentos puedan ser útiles en el tratamiento de infecciones por el virus Bourbon humano en el futuro. Favipiravir también puede ser prometedor en la prevención de la enfermedad después de la exposición (profilaxis). No se conocen remedios caseros para tratar la enfermedad del virus Bourbon.

. . .

El pronóstico y la tasa de supervivencia general de la enfermedad por el virus Bourbon no se han determinado debido al número limitado de casos conocidos. Al menos dos de las personas con la enfermedad del virus Bourbon, una en Kansas y otra en Missouri, han muerto.

Por ahora, según el conocimiento limitado, es posible que las personas puedan prevenir la enfermedad del virus Bourbon evitando las picaduras de las garrapatas Lone Star. Como se mencionó, se pueden evitar las picaduras de garrapatas al caminar si se permanece en los senderos y se evitan las áreas de hierba alta o que están boscosas, así como usando mangas largas y pantalones largos, y metiendo los dobladillos en los calcetines.

La ropa y el equipo de campamento se pueden tratar con productos de permetrina al 0,5 %, además de usar repelentes de insectos que estén registrados en la Agencia de Protección Ambiental de EE.UU. (EPA) y que contengan 2-undecanona, DEET, picaridina, IR3535, para-mentano-diol o aceite de eucalipto de limón. La EPA tiene una herramienta de búsqueda de repelentes en línea que puede ayudar a elegir las mejores opciones.

13

Rotavirus

El rotavirus es un tipo de infección que es más común en niños menores de 5 años. Es altamente contagioso y el virus que lo causa es fácilmente transmisible. Si bien la infección ocurre con mayor frecuencia en niños pequeños, los adultos también pueden desarrollarla, aunque por lo general es menos grave.

Los Centros para el Control y la Prevención de Enfermedades (CDC) informan que antes de que se introdujera la vacuna contra el rotavirus en 2006, la infección condujo a las siguientes estadísticas anuales en niños de 5 años o menos en los Estados Unidos: 400.000 visitas al pediatra, entre 55.000 y 70.000 estancias hospitalarias, al menos 200,000 visitas a la sala de emergencias y entre 20 y 60 muertes.

. . .

La vacuna tiene una eficacia de más del 90 por ciento en la prevención de la enfermedad grave por rotavirus. El rotavirus no se trata con medicamentos.

Por lo general, se resuelve solo con el tiempo. Sin embargo, la deshidratación es una preocupación seria. Saber cuándo buscar intervención médica es esencial para prevenir complicaciones que amenazan la vida.

Los síntomas del rotavirus tienden a ser más prominentes en los niños. Los síntomas pueden comenzar dentro de los 2 días posteriores a la exposición al rotavirus. El síntoma más común del rotavirus es la diarrea severa. Los niños también pueden experimentar vómitos, fatiga severa, fiebre alta, irritabilidad, deshidratación y dolor abdominal.

La deshidratación es la mayor preocupación en los niños. Este grupo de edad es más vulnerable a la pérdida de líquidos y electrolitos a través de los vómitos y la diarrea porque tienen un peso corporal más pequeño. Se deberá controlar a un menor detenidamente para detectar síntomas de deshidratación, como boca seca, piel fresca, falta de lágrimas al llorar, frecuencia de micción reducida (o menos pañales mojados en bebés) y ojos hundidos.

Los adultos también pueden experimentar algunos de los síntomas del rotavirus, como vómitos, fatiga severa, fiebre alta, irritabilidad, deshidratación y dolor abdominal. Sin embargo, muchos adultos sanos los experimentan en menor grado. Es posible que algunos adultos con rotavirus ni siquiera experimenten algún síntoma.

Los gérmenes del rotavirus se encuentran en las heces de una persona y pueden propagarse a otras superficies con las manos sin lavar después de usar el baño o cambiar pañales. Si estos gérmenes entran en contacto con la boca de alguien, esto se conoce como propagación fecal-oral.

Las personas pueden transmitir el rotavirus sin siquiera tener síntomas. Si bien la propagación fecal-oral es más común, también es posible contraer el rotavirus al entrar en cualquier tipo de contacto con los fluidos corporales de alguien que lo tiene, como estornudar o tocar los picaportes de las puertas o juguetes que hayan sido tocados por un niño quien lo tiene.

Los bebés y los niños menores de 3 años corren el mayor riesgo de desarrollar una infección por rotavirus. Estar en la guardería también aumenta su riesgo. Se podría considerar tomar precauciones adicionales durante los meses de invierno y primavera, ya que ocurren más infecciones en esta época del año.

El virus también puede permanecer en las superficies durante varios días (y posiblemente semanas) después de que una persona con la infección las toque. Por eso es crucial desinfectar todas las superficies comunes del hogar con frecuencia, especialmente si un miembro del hogar tiene rotavirus.

No existen medicamentos ni tratamientos que hagan desaparecer el rotavirus. Esto incluye medicamentos antivirales, medicamentos antidiarreicos de venta libre y antibióticos. En términos de tratamiento, el objetivo es mantenerse hidratado y cómodo mientras el rotavirus sale del sistema.

Se recomienda el utilizar remedios caseros para la hidratación como el beber mucho líquido y comer sopas a base de caldo, además de tomar Pedialyte u otros líquidos con electrolitos (pero NO se recomiendan las soluciones caseras de electrolitos porque la combinación de ingredientes puede no ser la adecuada).

También resulta adecuado evitar los alimentos azucarados o grasosos, o los jugos azucarados, ya que pueden empeorar la diarrea. Ya no se recomienda la dieta BRAT (referente por sus siglas en inglés a plátanos, arroz, puré de manzana, tostadas). Se recomienda mantener una dieta equilibrada si es posible para asegurar una nutrición adecuada durante toda la enfermedad.

La vacuna contra el rotavirus se introdujo por primera vez en el mercado en 2006. Antes de este momento, era común que los niños pequeños tuvieran al menos un episodio de infección por rotavirus. Desde que se introdujo la vacuna, las hospitalizaciones y las muertes por rotavirus se han reducido significativamente.

Se puede ayudar a prevenir el rotavirus y sus complicaciones asegurándose de que los bebés y niños sean vacunados. La vacuna viene en dos formas: Rotarix (una serie de 2 dosis a los 2 y 4 meses) y RotaTeq (una serie de 3 dosis a los 2, 4 y 6 meses de edad). Ambas vacunas son orales, lo que significa que se administran por vía oral, no con una inyección.

No hay vacunas disponibles para niños mayores y adultos. Es por eso que los profesionales de la salud recomiendan que los bebés reciban la vacuna contra el rotavirus a una edad temprana mientras puedan hacerlo.

Aunque la vacuna contra el rotavirus previene casi todos los casos graves de infección, ninguna vacuna es 100 por ciento efectiva. Se puede hablar con los pediatras sobre los riesgos versus los beneficios de este tipo de vacuna y si es la mejor medida preventiva para cualquier menor de edad.

Por ejemplo, los bebés con inmunodeficiencia combinada grave o intususcepción, o que ya están gravemente enfermos, no deben recibir la vacuna. Los efectos secundarios raros de la vacuna incluyen diarrea, fiebre, agitación, irritabilidad e intususcepción (obstrucción intestinal que causa dolor abdominal severo, vómitos y heces con sangre), aunque este último es un efecto secundario muy raramente presentado.

Síntomas preocupantes podrían llegar a ser los vómitos constantes, la diarrea frecuente durante 24 horas o más, la incapacidad para retener líquidos, la fiebre de 104 °F (40 °C) o más y la disminución de la micción (o menos pañales mojados). Definitivamente se debe llamar al 911 o buscar atención médica de emergencia si es difícil despertar a un bebé o éste tiene signos de letargo (como no responder).

La hospitalización solo es necesaria para las infecciones que han causado una deshidratación severa. Este es especialmente el caso en los niños.

Un médico administrará líquidos por vía intravenosa (IV) para ayudar a prevenir complicaciones potencialmente mortales.

Durante el curso de la infección, es posible que un bebé o niño primero tenga fiebre y vómitos. La diarrea acuosa puede ocurrir entre 3 y 8 días después. La infección en sí puede durar 10 días en las heces después de que desaparecen los síntomas. Es posible que se deba llamar a un médico si los síntomas no mejoran en unos días o si empeoran. El rotavirus se diagnostica a través de una prueba de PCR en heces en un laboratorio médico.

. . .

La deshidratación severa es una complicación grave del rotavirus. También es la causa más común de muertes relacionadas con el rotavirus en todo el mundo. Los niños son los más susceptibles por lo que se debe llamar al pediatra si un menor presenta algún síntoma de rotavirus para ayudar a prevenir complicaciones.

Las vacunas son la mejor manera de prevenir el rotavirus, especialmente en niños pequeños. También se puede ayudar a prevenir la propagación lavándose las manos con frecuencia, especialmente antes de comer. Los niños pueden tener una infección por rotavirus más de una vez, pero la vacuna previene la gravedad de la afección.

14

SARS y SARS CoV 2

El síndrome respiratorio agudo severo (SARS, por sus siglas en inglés) es una enfermedad viral infecciosa potencialmente mortal que se propaga rápidamente. Según los Centros para el Control y la Prevención de Enfermedades (CDC), el SARS fue reconocido como una amenaza mundial en marzo de 2003.

La enfermedad viral apareció por primera vez en el sur de China en noviembre de 2002 y se propagó a más de 24 países de Asia, Europa y América del Norte y América del Sur. No ha habido nuevos casos de SARS desde 2004 y el riesgo es relativamente bajo.

Aunque estaban lidiando con un virus recién descubierto que se comportaba de manera diferente a otros virus conocidos, los funcionarios de salud mundiales pudieron contener la epidemia de SARS en unos pocos meses.

. . .

Para que sugiera otro brote de SARS, el virus del SARS tendría que transmitirse desde una fuente animal, un accidente de laboratorio o humanos que no hayan sido diagnosticados, aislados y tratados rápidamente.

China ha informado algunos casos de SARS desde diciembre de 2003. Los profesionales de la salud chinos han aumentado la conciencia de los síntomas y están preparados para utilizar las medidas adecuadas de control de infecciones para prevenir otro brote.

Un virus conocido como coronavirus asociado al SARS (SARS-CoV) causa la enfermedad. Los coronavirus comúnmente causan enfermedades respiratorias superiores de leves a moderadas en humanos, pero pueden causar enfermedades respiratorias, gastrointestinales, hepáticas y neurológicas en animales.

A medida que los investigadores se apresuraron a detener la propagación del SARS en 2003, aprendieron más sobre las características del SARS-CoV, que nunca antes se habían identificado. Si bien aún no han confirmado el origen de la enfermedad, muchos creen que el SARS-CoV ocurrió primero en animales y luego se propagó a los humanos.

. . .

En los niños, el periodo de incubación del virus desde la exposición a la infección es de 2 a 7 días, aunque la infección ha tardado hasta 10 días en algunos casos. Sin embargo, no todas las personas expuestas a la enfermedad se enferman.

Científicos de todo el mundo están colaborando para comprender mejor la causa del SARS.

El SARS puede ser difícil de reconocer en los niños porque imita otras enfermedades respiratorias, como la influenza. Por lo general, comienza con una fiebre superior a 100,4 °F (38°C) y progresa para incluir uno o más de los siguientes síntomas: dolor de cabeza, sensación general de malestar, dolores corporales y escalofríos, dolor de garganta, tos, neumonía, dificultad para respirar, hipoxia (oxígeno insuficiente en la sangre) y diarrea (para 10 a 20 por ciento de los pacientes).

Actualmente no existe una prueba para diagnosticar el SARS. Los síntomas del SARS pueden parecerse a los de otras condiciones médicas. Siempre se debe consultar al proveedor de atención médica para obtener un diagnóstico.

El SARS-CoV se propaga de una persona a otra principalmente a través del contacto cercano con alguien infectado con el SARS. Cuando una persona con SARS tose o estornuda sin cubrirse la boca, las gotitas respiratorias que contienen el virus vivo pueden rociarse hacia hasta 3 pies e invadir las membranas mucosas de otra persona. Las personas en contacto cercano con alguien con SARS corren mayor riesgo, lo que significa que viven o trabajan con alguien con SARS o tienen contacto directo con la persona al besarse, abrazarse o compartir utensilios para comer.

El virus también puede propagarse cuando un niño toca un objeto con gotitas infecciosas y luego se toca la boca, la nariz o los ojos. No se sabe si el SARS puede propagarse más ampliamente por el aire.

La investigación sugiere que los niños con SARS son infecciosos solo cuando tienen síntomas, como fiebre o tos. Son más infecciosos durante la segunda semana de enfermedad. Como precaución, los CDC recomiendan que las personas con SARS permanezcan aisladas en casa o en el hospital para evitar que otros se enfermen. Deben quedarse en casa y no ir a la escuela durante 10 días después de que los síntomas hayan desaparecido.

Algunos niños han estado expuestos al SARS, pero no se han enfermado o es posible que aún no se enfermen. En 2003, las autoridades sanitarias de EE.UU. y Canadá recomendaron que se controlara la temperatura y el estado de salud de los niños expuestos durante 10 días. Además, se pidió a estas personas que siguieran precauciones cuidadosas para evitar la propagación del virus, como quedarse en casa, lavarse las manos con frecuencia, cubrirse la boca y la nariz al toser o estornudar, y comunicarse con un proveedor de atención médica en caso de que aparecieran síntomas.

Actualmente se están realizando investigaciones para desarrollar un fármaco antiviral eficaz para el SARS-CoV. Hasta entonces, las personas con SARS pueden recibir principalmente terapia de apoyo, con oxígeno y líquidos para ayudar a aliviar los síntomas y antibióticos para ayudar a prevenir o tratar infecciones secundarias. Sin embargo, los antibióticos no matan el virus del SARS.

Actualmente, no hay vacunas disponibles para prevenir el SARS. El CDC recomienda seguir los siguientes pasos para prevenir el SARS, tales como lavarse las manos regularmente con agua tibia y jabón, evitar tocarse los ojos, la nariz y la boca, usar pañuelos desechables en lugar de las manos para cubrirse la boca al toser y tirarlos inmediatamente después de usarlos.

Los coronavirus son un tipo de virus. Hay muchos tipos diferentes, y algunos causan enfermedades. Un coronavirus identificado en 2019, SARS-CoV-2, causó una pandemia de enfermedades respiratorias, llamada COVID-19.

. . .

El COVID-19 es la enfermedad causada por el SARS-CoV-2, el coronavirus que surgió en diciembre de 2019. El COVID-19 puede ser grave y ha causado millones de muertes en todo el mundo, así como problemas de salud duraderos en algunas personas infectadas que han sobrevivido a la enfermedad.

El coronavirus se puede propagar de persona a persona. Se diagnostica con una prueba de laboratorio. Las vacunas COVID-19 han sido autorizadas para uso de emergencia por la Administración de Drogas y Alimentos de los EE.UU., y los programas de vacunación están en progreso en los EE.UU. y en muchas partes del mundo.

La prevención implica el distanciamiento físico, el uso de mascarillas, la higiene de las manos y mantenerse alejado de los demás si se siente enfermo.

A partir de ahora, los investigadores saben que el coronavirus se propaga a través de gotitas y partículas de virus que se liberan en el aire cuando una persona infectada respira, habla, ríe, canta, tose o estornuda.

Las gotas más grandes pueden caer al suelo en unos segundos, pero las partículas infecciosas diminutas pueden permanecer en el aire y acumularse en lugares cerrados, especialmente donde se reúnen muchas personas y hay poca ventilación. Por eso, el uso de mascarillas, la higiene de manos y el distanciamiento físico son esenciales para prevenir el COVID-19.

El primer caso de COVID-19 se informó el 1 de diciembre de 2019 y la causa fue un nuevo coronavirus que luego se denominó SARS-CoV-2. El SARS-CoV-2 puede haberse originado en un animal y cambiado (mutado), por lo que podría causar enfermedades en los humanos.

En el pasado, varios brotes de enfermedades infecciosas se han atribuido a virus que se originaron en aves, cerdos, murciélagos y otros animales que mutaron y se volvieron peligrosos para los humanos. La investigación continúa, y es posible que más estudios revelen cómo y por qué evolucionó el coronavirus para causar una enfermedad pandémica.

Los síntomas aparecen en las personas dentro de los dos a 14 días posteriores a la exposición al virus.

Una persona infectada con el coronavirus es contagiosa para los demás hasta dos días antes de que aparezcan los síntomas, y sigue siendo contagiosa para los demás durante 10 a 20 días, según su sistema inmunológico y la gravedad de su enfermedad.

. . .

Los síntomas de COVID-19 incluyen tos, fiebre o escalofríos, falta de aire o dificultad para respirar, dolores musculares o corporales, dolor de garganta, nueva pérdida del gusto o del olfato, diarrea, dolor de cabeza, nueva fatiga, náuseas o vómitos y congestión o secreción nasal.

Algunas personas infectadas con el coronavirus tienen una enfermedad leve de COVID-19 y otras no tienen ningún síntoma. En algunos casos, sin embargo, el COVID-19 puede provocar insuficiencia respiratoria, daño duradero en los pulmones y el músculo cardíaco, problemas del sistema nervioso, insuficiencia renal o la muerte.

Ante la fiebre o cualquier otro de los síntomas mencionados anteriormente, se recomienda llamar a un médico o proveedor de atención médica y explicar los síntomas por teléfono antes de ir al consultorio del médico, al centro de atención de urgencia o a la sala de emergencias. Se recomienda llamar al 911 si se tiene una emergencia médica, como falta de aire severa o dificultad para respirar.

El COVID-19 se diagnostica a través de una prueba de laboratorio.

El diagnóstico solo mediante examen es difícil, ya que muchos signos y síntomas de COVID-19 pueden ser causados por otras enfermedades. Algunas personas con el coronavirus no tienen ningún síntoma.

El tratamiento para COVID-19 aborda los signos y síntomas de la infección y apoya a las personas con una enfermedad más grave. Para casos leves de enfermedad por coronavirus, un médico puede recomendar medidas como medicamentos para reducir la fiebre o medicamentos de venta libre.

Los casos más graves pueden requerir atención hospitalaria, donde un paciente puede recibir una combinación de tratamientos que podrían incluir esteroides, oxígeno, asistencia respiratoria mecánica y otros tratamientos para el COVID-19 en desarrollo. Las infusiones de anticuerpos monoclonales administradas a ciertos pacientes al principio de la infección pueden reducir los síntomas, la gravedad y la duración de la enfermedad.

Las vacunas ahora están autorizadas para prevenir la infección por SARS-CoV-2, el coronavirus que causa el COVID-19.

Pero hasta que se entienda más acerca de cómo las vacunas afectan la capacidad de una persona para transmitir el virus, las precauciones como el uso de máscaras, el distanciamiento físico y la higiene de las manos deben continuar independientemente del estado de vacunación de una persona para ayudar a prevenir la propagación de COVID-19.

El COVID-19 grave puede ser fatal. Para obtener actualizaciones de infecciones, muertes y vacunas por coronavirus en todo el mundo, es posible consultar el mapa de casos globales de coronavirus COVID-19 desarrollado por el Centro Johns Hopkins de Ciencia e Ingeniería de Sistemas.

Los coronavirus reciben su nombre por su apariencia de picos que representan una "corona". Las capas externas del virus están cubiertas con proteínas puntiagudas que las rodean, de ahí sale su nombre.

SARS significa síndrome respiratorio agudo severo. Como se ha visto, en 2003, un brote de SARS afectó a personas en varios países antes de terminar en 2004. El coronavirus que causa el COVID-19 es similar al que provocó el brote de SARS de 2003.

Dado que el coronavirus de 2019 está relacionado con el coronavirus original que causó el SARS y también puede causar el síndrome respiratorio agudo severo, en su nombre aparece "SARS": SARS-CoV-2. Todavía se desconoce mucho sobre estos virus, pero el SARS-CoV-2 se propaga más rápido y más lejos que el virus SARS-CoV-1 de 2003.

Esto probablemente se deba a la facilidad con la que se transmite de persona a persona, incluso de portadores asintomáticos del virus.

Existen diferentes variantes de este coronavirus. Al igual que otros virus, el coronavirus que causa el COVID-19 puede cambiar (mutar).

En diciembre de 2020, B.1.1.7, una nueva variante, se identificó en el Reino Unido y, desde entonces, han aparecido variantes en otros lugares del mundo, incluido B.1.351, aislado por primera vez en Sudáfrica, y otros.

Las mutaciones pueden permitir que el coronavirus se propague más rápido de persona a persona y puede causar una enfermedad más grave. Más infecciones pueden provocar que más personas se enfermen gravemente y también crear más oportunidades para que el virus desarrolle más mutaciones.

Los coronavirus son comunes en diferentes animales. En raras ocasiones, un coronavirus animal puede infectar a los humanos. Hay muchos tipos diferentes de coronavirus. Algunos de ellos pueden causar resfriados u otras enfermedades respiratorias leves (nariz, garganta, pulmones). Otros coronavirus pueden causar enfermedades graves, incluido el síndrome respiratorio agudo severo (SARS) y el síndrome respiratorio de Oriente Medio (MERS).

Afortunadamente, se desarrollaron rápidamente una serie de vacunas para prevenir la muerte ante el COVID-19. Aunado a esto, se recomienda seguir los protocolos de distanciamiento social y uso de mascarillas quirúrgicas.

15

Vacunas

Las vacunas son la forma más efectiva de prevenir enfermedades infecciosas. Pueden brindar protección ante muchas enfermedades graves y potencialmente mortales, proteger a otras personas en la comunidad, ayudando a evitar que las enfermedades se propaguen a las personas que no pueden vacunarse.

Las vacunas se someten a rigurosas pruebas de seguridad antes de ser introducidas al mercado; también se controlan constantemente para detectar efectos secundarios después de su introducción. Si bien es cierto que a veces causan efectos secundarios leves, éstos no durarán mucho; algunos niños pueden sentirse un poco mal y tener dolor en el brazo durante 2 o 3 días.

Es posible reducir o incluso eliminar algunas enfermedades, si suficientes personas están vacunadas.

. . .

Existen también alrededor de las vacunas diferentes mitos, ante los que hay respuestas lógicas y certeras.

Ante el miedo de que las vacunas causen autismo, los estudios no han encontrado evidencia de un vínculo entre la vacuna MMR y este trastorno. Tampoco sobrecargan ni debilitan el sistema inmunitario: es seguro administrar a los niños varias vacunas a la vez y esto reduce la cantidad de inyecciones que necesitan.

Las vacunas no causan alergias ni ninguna otra afección; toda la evidencia actual nos dice que vacunarse es más seguro que no vacunarse. Tampoco no contienen mercurio (tiomersal) ni contienen ningún ingrediente que cause daño en cantidades tan pequeñas. Sin embargo, es importante hablar con un médico si se tiene alguna alergia conocida, como a los huevos o la gelatina.

La vacunación es lo más importante que podemos hacer para protegernos a nosotros mismos y a las personas a nuestro alrededor contra cualquier tipo de infección. Previenen hasta 3 millones de muertes en todo el mundo cada año.

. . .

Desde que se introdujeron las vacunas en el Reino Unido, enfermedades como la viruela, la poliomielitis y el tétanos que solían matar o incapacitar a millones de personas han desaparecido o se han visto muy raramente. Otras enfermedades como el sarampión y la difteria se han reducido hasta en un 99,9% desde que se introdujeron sus vacunas.

Sin embargo, si las personas dejan de vacunarse, es posible que las enfermedades infecciosas se propaguen rápidamente nuevamente.

La Organización Mundial de la Salud (OMS) ha catalogado la reticencia a las vacunas como una de las mayores amenazas para la salud mundial. La indecisión ante las vacunas es cuando las personas con acceso a las vacunas retrasan o rechazan la vacunación.

El sarampión y las paperas están comenzando a aparecer nuevamente en Inglaterra, a pesar de que la vacuna MMR es segura y protege contra ambas enfermedades. Los casos de sarampión y paperas casi se han duplicado en los últimos años: Esto es grave, ya que el sarampión puede provocar complicaciones potencialmente mortales, como la meningitis, y las paperas pueden causar pérdida de la audición.

Si el 95% de los niños reciben la vacuna MMR, es posible deshacerse del sarampión. Sin embargo, el sarampión, las paperas y la rubéola pueden volver a propagarse rápidamente si se vacuna a menos del 90 % de las personas.

Una vez que una vacuna se usa en el Reino Unido, la Agencia Reguladora de Medicamentos y Productos Sanitarios (MHRA) también la controla para detectar efectos secundarios raros. Cualquiera puede reportar un efecto secundario sospechado de la vacunación a la MHRA a través del Esquema de Tarjeta Amarilla.

Hay muy pocas personas que no pueden vacunarse. En general, las vacunas solo no son adecuadas para personas que han tenido una reacción alérgica grave (anafilaxia) a una dosis anterior de la vacuna o personas que han tenido una reacción alérgica grave a los ingredientes de la vacuna. Es posible que las personas con sistemas inmunitarios debilitados (por ejemplo, debido a un tratamiento contra el cáncer o un problema de salud) tampoco puedan recibir algunas vacunas.

La mayoría de los efectos secundarios de la vacunación son leves y no duran mucho. Los efectos secundarios más comunes de la vacunación incluyen que el área donde se inserta la aguja luce roja, hinchada y se siente un poco adolorida durante 2 o 3 días, bebés o niños pequeños que se sienten un poco mal o desarrollan una temperatura alta durante 1 o 2 días. Algunos niños también pueden llorar y enfadarse inmediatamente después de la inyección. Esto es normal y deberían sentirse mejor después de un abrazo.

Es raro que alguien tenga una reacción alérgica grave a una vacuna. Si esto sucede, por lo general ocurre en cuestión de minutos. La persona que vacuna estará capacitada para hacer frente a las reacciones alérgicas y tratarlas de inmediato. Con un tratamiento oportuno, cualquier persona que presente algún tipo de alergia se recuperará bien.

La mayoría de las personas no se preocupan por los ingredientes de las vacunas y saben que son seguros. El ingrediente principal de cualquier vacuna es una pequeña cantidad de bacteria, virus o toxina que primero se ha debilitado o destruido en un laboratorio.

Esto significa que no hay riesgo de que las personas sanas contraigan una enfermedad por una vacuna. También es por eso que es posible que vea que las vacunas se denominan vacunas "vivas" (debilitadas) o "muertas" (destruidas).

A veces, las vacunas contienen otros ingredientes que las hacen seguras y más eficaces. No hay evidencia de que ninguno de estos ingredientes cause daño cuando se usa en cantidades tan pequeñas.

Estos ingredientes generalmente son aluminio (adyuvante), aceite de escualeno (adyuvante), gelatina de cerdo, albúmina sérica humana y albúmina recombinante, proteína de huevo, formaldehído, antibióticos.

Las vacunas le enseñan al sistema inmunológico cómo crear anticuerpos que protegen de las enfermedades. Es mucho más seguro para el sistema inmunológico aprender esto a través de la vacunación que contrayendo las enfermedades y tratándolas.

Una vez que el sistema inmunológico sabe cómo combatir una enfermedad, a menudo puede proteger durante muchos años.

Tener una vacuna también beneficia a toda la comunidad a través de la "inmunidad colectiva". Si suficientes personas están vacunadas, es más difícil que la enfermedad se propague a aquellas personas que no pueden vacunarse. Por ejemplo, las personas que están enfermas o tienen un sistema inmunitario debilitado.

Todas las vacunas se prueban exhaustivamente para asegurarse de que no le hagan daño a ninguna persona. A menudo, una vacuna tarda muchos años en superar los ensayos y las pruebas que debe aprobar para su aprobación.

Conclusión

A pesar de que la existencia de los virus es benéfica para la investigación y el desarrollo científico, un hecho indudable es que la falta de preparación ante ellos puede colapsar países e incluso al mundo entero. La fácil transmisión de algunos de estos virus y la falta de información ante las diferentes variantes o la aparición de agentes patógenos antes desconocidos puede llegar a cobrar millones de vidas.

A pesar de que existen muchos otros virus con fuertes consecuencias para la salud humana, hemos revisado aquellos más importantes y peligrosos de acuerdo a los efectos que, en su momento o durante el presente, han tenido de manera global y continua.

Como hemos visto, las vacunas han sido un factor crucial para prevenir enfermedades y muerte, por lo que si bien siempre es importante buscar entender lo mejor posible qué entra a nuestro cuerpo, también debemos confiar en el arduo trabajo de científicos y el personal de salud para lograr en nosotros una respuesta inmune efectiva.

La estimación es que nuevos virus llegarán a nuestra vida y tendremos que aprender a hacerles frente y tomar caminos adecuados. Ahora cuentas con mucha más información para tomar tus precauciones, saber qué es un virus, cómo reaccionar ante una posible infección y cómo protegerte a ti y a las personas a tu alrededor. Sin duda la prevención es el proceso más importante de protección ante cualquier organismo patógeno.

Referencias

Benisek, A. 2021. "Marburg Virus Disease: What to know" en *WebMD*. Recuperado de https://www.webmd.com/a-to-z-guides/marburg-virus-disease

Brazier, Y. 2017. "What's to know about yellow fever?" en *Medical News Today*. Recuperado de https://www.medicalnewstoday.com/articles/174372

Cherney, K. 2021. "What is Rotavirus?" en *Healthline*. Recuperado de https://www.healthline.com/health/rotavirus

Cunha, J. S.F. "Smallpox" en *E-medicine health*. Recuperado de https://www.emedicinehealth.com/smallpox/article_em.htm#what_is_smallpox

Davis, C. 2021. "Early signs and symptoms of hantavirus pulmonary syndrome (HPS)" en *MedicineNet*. Recuperado de https://www.medicinenet.com/hantavirus_pulmonary_syndrome/article.htm

DerSarkissian, C. 2021. "Ebola Virus Infection" en *WebMD*. Recuperado de https://www.webmd.com/a-to-z-guides/ebola-fever-virus-infection

Felman, A. 2020. "Explaining HIV and AIDS" en *Medical News Today.* Recuperado de https://www.medicalnewstoday.com/articles/17131#takeaway

Gonzalez, S. S.F. "Bourbon virus" en *MedicineNet.* Recuperado de https://www.medicinenet.com/bourbon_virus/article.htm

Harding, A., Lanese, N., Harvey, A. 2021. "The deadliest viruses in history" en *Live Science.* Recuperado de https://www.livescience.com/56598-deadliest-viruses-on-earth.html

Johnson, S. 2021. "Rabies" en *Healthline.* Recuperado de https://www.healthline.com/health/rabies#transmission

Meštrović, T. 2021. "What is Ebola Virus Disease?" en *News Medical, Life Science.* Recuperado de https://www.news-medical.net/health/What-is-Ebola.aspx

N/A. 2019. "Why vaccination is safe and important" en *NHS.* Recuperado de https://www.nhs.uk/conditions/vaccinations/why-vaccination-is-safe-and-important/#:~:text=Vaccines%20teach%20your%20immune%20system,protect%20you%20for%20many%20years.

Normandin, B. 2021. "Dengue Fever" en *Healthline.* Recuperado de https://www.healthline.com/health/dengue-fever

Robertson, S. 2020. "What is a virus?" en *News Medical, Life Sciences.* Recuperado de https://www.news-medical.net/health/What-is-a-Virus.aspx#1

Ryding, S. 2020. "Marburg Virus Structure and Transmission" en *News Medical, Life Sciences.* Recuperado de https://www.news-medical.net/life-sciences/Marburg-Virus-Structure-and-Transmission.aspx

S/D. "Severe acute respiratory syndrome (SARS)" en

Johns Hopkins Medicine. Recuperado de https://www.hopkinsmedicine.org/health/conditions-and-diseases/severe-acute-respiratory-syndrome-sars

S/D. "What is coronavirus" en *Johns Hopkins Medicine.* Recuperado de https://www.hopkinsmedicine.org/health/conditions-and-diseases/coronavirus

Shabir, O. 2020. "What is Influenza?" en *News Medical, Life Sciences.* Recuperado de https://www.news-medical.net/health/What-is-Influenza.aspx

Upham, B. 2021. "What is Zika Virus? Symptoms, causes, diagnosis, treatment and prevention" en *Everyday Health.* Recuperado de https://www.everydayhealth.com/zika-virus/guide/

Vidyasagar, A. 2016. "What are viruses?" en *Live Science.* Recuperado de https://www.livescience.com/53272-what-is-a-virus.html

www.ingramcontent.com/pod-product-compliance
Lightning Source LLC
LaVergne TN
LVHW021717060526
838200LV00050B/2717
* 9 7 8 1 6 4 6 9 4 6 9 8 3 *